D1431008

En forme après bébé
Exercices et conseils

La Collection de l'Hôpital Sainte-Justine
pour les parents

En forme après bébé
Exercices et conseils

Chantale Dumoulin

Éditions de l'Hôpital Sainte-Justine

Centre hospitalier universitaire mère-enfant

Données de catalogage avant publication (Canada)

Dumoulin, Chantale

En forme après bébé: exercices et conseils

(Collection Parents)

ISBN 2-921858-79-7

1. Gymnastique prénatale et postnatale. 2. Mères — Santé et hygiène. 3. Exercices féminins. I. Hôpital Sainte-Justine. II. Titre. III. Collection.

RG801.D852 2000   613.7'045   C00-940031-1

Couverture et infographie: Céline Forget

Photographe: Robert Etcheverry

Modèle: Pascale Routhier

Diffusion-Distribution au Québec: Prologue inc.
                              en France: Casteilla Diffusion
                              en Belgique et au Luxembourg: S.A. Vander
                              en Suisse: Servidis S.A.

Éditions de l'Hôpital Sainte-Justine
3175, chemin de la Côte-Sainte-Catherine
Montréal (Québec) H3T 1C5
Téléphone: (514) 345-4671
Télécopieur: (514) 345-4631
www.hsj.qc.ca/editions

Dépôt légal: Bibliothèque nationale du Québec, 2000

La Collection de l'Hôpital Sainte-Justine pour les parents bénéficie du soutien du Comité de promotion de la santé et de la Fondation de l'Hôpital Sainte-Justine.

TABLE DES MATIÈRES
▼

Préface

▼

Il me fait plaisir de vous présenter ce livre qui s'adresse à la nouvelle mère. Je crois qu'il répond à un besoin véritable pour la période postnatale. Il propose des conseils pratiques de même qu'un programme d'exercices et de récupération, autant pour la femme qui a accouché par voie vaginale que pour celle qui a eu une césarienne.

Le livre a été conçu de façon très pratique, ce qui facilite l'accomplissement des exercices. Ceux-ci ont pour objectif de favoriser le renforcement des muscles abdominaux et de ceux du plancher pelvien, de même que l'assouplissement de la cicatrice, s'il y a lieu.

Enfin, je tiens à renouveler mon admiration à madame Chantale Dumoulin. Cet ouvrage, qui en est à sa deuxième édition, illustre bien la compétence et le dévouement de l'auteur dans le domaine de la physiothérapie.

Docteur Robert-J. Gauthier, FRCSC
Président de la Société des obstétriciens
et gynécologues du Canada

INTRODUCTION

▼

Après la naissance de votre bébé, il se peut que vous ressentiez certaines douleurs ou que vous éprouviez un sentiment d'inconfort. Vous trouverez dans ce livre des conseils pratiques et des exercices qui vous permettront de soulager ces douleurs, de reprendre vos forces et de raffermir vos muscles après l'accouchement.

Selon l'accouchement que vous avez eu, par voie vaginale ou par césarienne, vous aurez besoin d'effectuer différents types d'exercices. Nous avons partagé ce guide pratique en deux sections qui se rapportent à ces deux types d'accouchement. Prenez le temps de lire la section qui vous concerne dans son entier d'abord, puis relisez attentivement les suggestions qui vous intéressent plus spécialement. Vous trouverez, à la fin de chaque section, un tableau vous donnant une vue d'ensemble des différents conseils et exercices suggérés.

Certains exercices peuvent être faits le jour même de l'accouchement, alors qu'il faut attendre quelques jours ou quelques semaines avant de faire les autres. Ne tardez pas à reprendre vos activités physiques après l'accouchement. Votre grossesse vous a permis de prendre conscience de la formidable capacité de votre corps. Servez-vous de cette prise de conscience pour refaire vos forces et redonner du tonus à votre corps. Le temps que vous prendrez à faire ces exercices vous appartient. Il vous permettra de retrouver votre énergie et vous aidera à mieux profiter de l'arrivée de votre bébé.

CONSEILS PRATIQUES ET EXERCICES À FAIRE APRÈS UN ACCOUCHEMENT PAR VOIE VAGINALE

Certains exercices peuvent être faits le jour même de l'accouchement, alors qu'il faut attendre quelques jours ou quelques semaines avant de faire les autres. Dans chaque cas, lisez attentivement les instructions données et progressez dans les exercices selon le rythme qui vous convient.

1. EXERCICE RESPIRATOIRE

L'exercice respiratoire est très important, car il permet d'améliorer l'oxygénation et favorise la relaxation. De plus, il est à la base de tous les exercices postnatals. On commence à le faire le jour même de l'accouchement, puis on l'intègre aux autres exercices postnatals.

1.1 Respiration abdominale en position couchée

En position couchée sur le dos, genoux fléchis et dos à plat : expirez par la bouche en rentrant le nombril de façon à contracter les muscles du ventre pour chasser lentement l'air de vos poumons. Ne forcez pas l'expiration : vous n'avez pas à vider vos poumons rapidement ni complètement. Expirez juste assez longtemps pour sentir le travail des muscles du ventre (resserrement du bas-ventre). Puis relâchez le ventre, l'inspiration se fera toute seule automatiquement. Faites l'exercice **10 fois toutes les 2 ou 3 heures**.

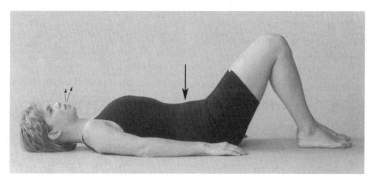

1.2 Respiration abdominale en position assise

En position assise, pieds au sol ou sur un petit tabouret de façon que les genoux soient plus élevés ou à la même hauteur que les hanches, un petit oreiller soutenant le bas du dos : expirez par la bouche en rentrant le nombril de façon à resserrer les muscles du ventre pour chasser lentement l'air de vos poumons. Ne forcez pas l'expiration : vous n'avez pas à vider vos poumons rapidement ni complètement. Expirez juste assez longtemps pour sentir le travail des muscles du ventre (resserrement du bas-ventre). Puis relâchez le ventre, l'inspiration se fera toute seule. Faites l'exercice **10 fois toutes les 2 ou 3 heures.**

Conseil : La position dans laquelle vous effectuez la respiration abdominale est très importante. Une position voûtée ou repliée ne permet pas de serrer ni de relâcher le ventre correctement et limite l'efficacité de cet exercice.

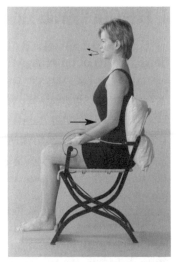

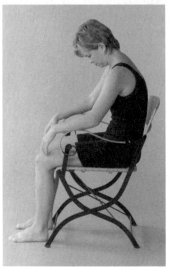

2. EXERCICES CIRCULATOIRES

Après l'accouchement, l'œdème (enflure) des jambes et des bras n'est peut-être pas complètement disparu. Voici deux exercices qui vous aideront à le réduire. Ils peuvent être faits le jour même de l'accouchement et selon les besoins par la suite. Vous pouvez faire ces deux exercices simultanément ou séparément.

2.1 Mouvements des chevilles

En position couchée sur le dos, les jambes légèrement plus hautes que le cœur (élevez le pied du lit ou ajoutez quelques oreillers sous vos genoux et vos mollets) : faites de petits cercles avec les chevilles en bougeant les orteils. Faites l'exercice pendant **2 minutes toutes les 2 ou 3 heures**. Cet exercice active la circulation sanguine et aide à résorber l'enflure des jambes.

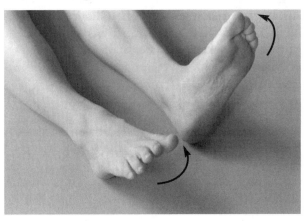

2.2 Mouvements des poignets

Si l'enflure se situe au niveau des bras et des mains, placez-vous de manière qu'ils soient plus élevés que le cœur : faites de petits cercles avec les poignets en fermant et en ouvrant la main. Faites l'exercice pendant **2 minutes toutes les 2 ou 3 heures**. Cet exercice aide à résorber l'enflure.

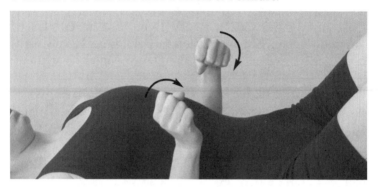

Conseil : Massez vous-même ou, encore mieux, demandez à quelqu'un de masser vos jambes ou vos bras. Pour réduire l'œdème et activer la circulation sanguine, les massages doivent être faits en partant des extrémités et en montant vers le cœur. Par exemple, pour un œdème du pied, massez d'abord le pied, puis la cheville et le mollet.

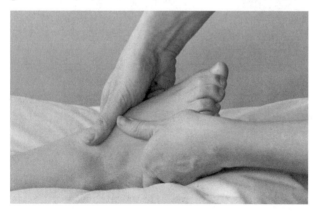

3. SOINS DU PÉRINÉE

Après l'accouchement, la région du périnée, qui comprend les muscles du plancher pelvien, les autres tissus et la peau, est souvent enflée et douloureuse. Vous avez peut-être eu une épisiotomie, une déchirure ou des hémorroïdes. Nous vous proposons quelques conseils, positions et exercices qui peuvent être utilisés dès le lendemain de l'accouchement et qui soulageront vos malaises.

3.1 Application de glace

Placez quelques glaçons dans un gant chirurgical ou un sac de plastique recouvert d'une débarbouillette humide et appliquez-les sur le périnée avant (site de l'épisiotomie ou de la déchirure) ou sur le périnée arrière (site des hémorroïdes), selon vos besoins. L'application de glace pendant **20 minutes toutes les 2 ou 3 heures** réduit la douleur et l'enflure du périnée. Si vous remontez le pied du lit de manière que votre bassin soit plus élevé que votre cœur, l'œdème du périnée se résorbera plus rapidement lors de l'application de la glace.

3.2 Contractions légères des muscles du plancher pelvien

Les muscles du plancher pelvien sont constitués de trois épaisseurs qui ferment le bas du bassin. Ils s'étendent comme un hamac entre le pubis et le coccyx (voir page suivante). Lors de l'accouchement, la déchirure ou l'épisiotomie pratiquée peut avoir affectée ces muscles. Pour réduire l'œdème et la douleur en plus d'accélérer la guérison du périnée en favorisant le retour veineux dans ces muscles, nous vous suggérons d'effectuer des contractions musculaires du plancher pelvien.

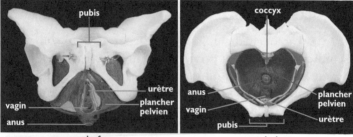

vue de face   vue de haut

En position assise ou couchée sur le dos: serrez légèrement (en respectant votre seuil de douleur) les muscles du plancher pelvien comme pour retenir l'urine et les gaz. Faites l'exercice pendant **2 minutes toutes les 2 ou 3 heures**. Cet exercice de pompage favorise la guérison du périnée. Ne craignez pas de briser les points de suture lorsque vous contractez les muscles du plancher pelvien, puisque les tissus se rapprochent les uns des autres lors de l'exercice.

Conseil : Une position d'élévation du bassin par rapport au cœur (qu'on obtient en élevant le pied du lit ou en ajoutant deux oreillers sous les fesses) augmente l'effet de cet exercice sur l'œdème et par conséquent sur la douleur.

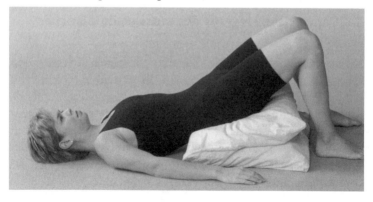

3.3 Positions à adopter

L'enflure et la douleur du périnée ne vous permettent peut-être pas d'être confortable en position assise. Nous vous suggérons de placer un oreiller sur la chaise ou le fauteuil et de serrer les muscles du plancher pelvien (exercice 3.2) et les fesses avant de vous asseoir. Puis, lorsque vous êtes assise, relâchez les muscles du plancher pelvien et les fesses lentement. Assurez-vous d'avoir le bas du dos et les pieds bien appuyés. Vous serez ainsi plus confortable.

Pendant les premières semaines qui suivent l'accouchement, favorisez les positions couchée ou assise plutôt que la position debout. En position debout, les viscères sont poussés par gravité vers le bas du corps, où le plancher pelvien est relâché. Les ligaments qui soutiennent la vessie et l'utérus sont alors sollicités et les points de suture étirés.

Lorsque vous devez vous lever, serrez les muscles du plancher pelvien (exercice 3.2) tout en rentrant le nombril et en expirant (respiration abdominale). Vous garderez ainsi les muscles du plancher pelvien resserrés et préviendrez les malaises.

3.4 Verrouillage périnéal

Avant de tousser ou d'éternuer, serrez les muscles du plancher pelvien afin d'éviter la douleur et la pression sur les points de suture. Faites de même avant tout effort qui crée une pression vers le bas comme, par exemple, vous lever, marcher ou prendre le bébé dans vos bras.

4. PRÉVENTION DE LA CONSTIPATION

Après l'accouchement, on a tendance à éviter d'aller à la selle parce qu'on a peur que ce soit douloureux. On risque ainsi de devenir constipée et de rendre plus difficile l'évacuation plus tard. Il faudra alors pousser fortement, ce qui causera une pression sur le périnée, fera augmenter le volume des hémorroïdes et créera une tension sur les points de suture. Afin de prévenir la constipation, buvez beaucoup et augmentez la quantité de fibres dans votre alimentation. De plus, faites quelques exercices et massages pour stimuler le mouvement (transit) intestinal.

4.1 Respiration abdominale (exercices 1.1 et 1.2)

Lors de la respiration, les mouvements de serrement et de relaxation de l'abdomen contribuent à stimuler le transit intestinal.

4.2 Respiration abdominale et mouvements latéraux des jambes

En position couchée sur le dos, genoux fléchis : expirez par la bouche en rentrant le nombril de façon à serrer le ventre pour chasser l'air lentement et, en même temps, inclinez les genoux vers le côté gauche. Puis relâchez le ventre (l'inspiration se fera toute seule) et reprenez la position initiale, genoux fléchis au centre. Répétez l'exercice, mais en inclinant les jambes vers le côté droit. Faites l'exercice lentement et limitez votre mouvement si celui-ci est douloureux.

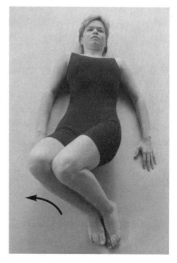

Faites l'exercice **5 fois de chaque côté, toutes les 2 ou 3 heures**. Cet exercice produit un massage et un étirement des deux côtés du ventre, droit (colon ascendant) et gauche (colon descendant), stimulant ainsi le mouvement intestinal.

4.3 Massage de l'abdomen

Les massages de l'abdomen peuvent aussi être efficaces pour stimuler le transit intestinal et évacuer les gaz. Faites des mouvements circulaires sur l'abdomen avec la paume de la main en exerçant une légère pression. Le mouvement doit se faire en partant de la droite vers le haut (colon ascendant), puis vers la gauche (colon transverse) et finalement vers le bas (colon descendant). Faites l'exercice **5 fois toutes les 2 ou 3 heures**.

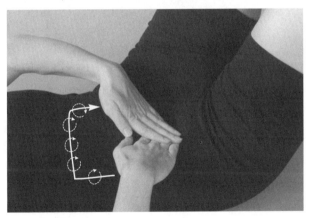

4.4 Position à adopter à la toilette et méthode de poussée

À la toilette, prévoyez si possible un support d'environ 15 cm pour vos pieds (un annuaire téléphonique sous chaque pied, par exemple) de façon que vos genoux soient plus hauts que vos hanches. Cette position imite la position accroupie, qui est la plus favorable pour aller à la selle.

Penchez-vous ensuite vers l'avant, dos droit et, si l'expulsion n'est pas spontanée, serrez le ventre et poussez en expirant dans votre poing fermé. Il est important de ne pas pousser en bloquant votre respiration car cela créerait une trop grande pression sur le périnée. Si vous n'arrivez pas à évacuer rapidement, n'insistez pas trop, et attendez plutôt d'en ressentir à nouveau le besoin.

Finalement, si vous craignez trop que l'évacuation soit douloureuse, servez-vous d'une serviette sanitaire pour supporter votre périnée avant.

5. MASSAGES DE LA CICATRICE DU PÉRINÉE

Ces massages sont suggérées aux femmes qui ont eu une épisiotomie ou une déchirure lors de l'accouchement et qui ressentent une douleur ou un malaise périnéal persistant. Trois semaines après votre sortie de l'hôpital ou lorsque la plaie est bien guérie, vous pouvez commencer à faire des massages du périnée.

Pour maximiser l'effet du massage, faites-le précéder d'un bain chaud d'une vingtaine de minutes.

5.1 Massage circulaire

En position semi-assise ou assise, genoux fléchis et écartés : pincez la cicatrice du périnée à l'aide de deux doigts, un à l'intérieur du vagin et l'autre à l'extérieur, puis faites des mouvements circulaires le long de la cicatrice de manière à l'assouplir. Vous pouvez utiliser une crème à base de vitamine E pour faciliter le massage.

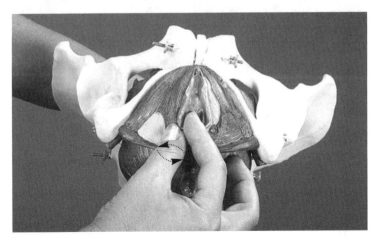

5.2 Massage transversal

Même position que pour le massage circulaire : placez deux doigts à plat sur la cicatrice, entre le vagin et l'anus. Massez la cicatrice en faisant des mouvements de la droite vers la gauche.

Faites chacun des massages pendant **2 à 3 minutes 1 fois par jour**. Poursuivez pendant deux semaines ou plus, au besoin. Cela permet d'assouplir votre cicatrice, de faire décoller les adhérences et de réduire ainsi les douleurs et les malaises persistants. La reprise des relations sexuelles est également ainsi facilitée.

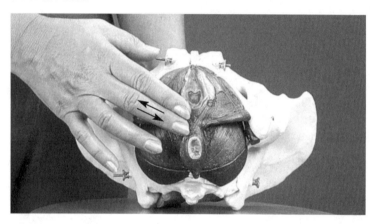

6. EXERCICES DE RENFORCEMENT DES MUSCLES DU PLANCHER PELVIEN

Les muscles du plancher pelvien ont subi un étirement important pendant la grossesse. Lors de l'accouchement, ils ont peut-être même été déchirés ou sectionnés (épisiotomie). Dans tous les cas, il est impératif de les renforcer. Le plancher pelvien joue en effet un rôle de premier plan dans le contrôle de l'urine, des gaz et des selles. Il est aussi important dans le support des organes pelviens tels la vessie et l'utérus, en plus d'avoir une fonction non négligeable dans l'atteinte de l'orgasme féminin. Le renforcement des muscles du plancher pelvien dans la période postnatale prévient donc ou corrige les problèmes d'incontinence (urine, gaz et selles), prévient les descentes d'organes, en plus d'augmenter la satisfaction sexuelle chez la femme et son partenaire.

Vous pouvez commencer à faire les exercices de renforcement des muscles du plancher pelvien deux à trois semaines après l'accouchement ou lorsque le périnée n'est plus douloureux.

6.1 La contraction maximale

En position couchée sur le dos, genoux fléchis : faites l'exercice 1.1 (respiration abdominale). Faites contracter les muscles du plancher pelvien comme pour retenir l'urine et les gaz, et rentrez le nombril en expirant par la bouche lentement. Maintenez la contraction pendant **5 secondes**, puis ajoutez à celle-ci une succession de trois contractions rapides. Relâchez le plancher pelvien et le ventre : l'inspiration se fera de façon automatique. Faites trois séries de dix contractions maximales du plancher pelvien en vous accordant dix secondes de repos entre chaque contraction musculaire et une minute de repos entre chaque série. Relâchez autant que possible tous les autres muscles, ceux des fesses et de l'intérieur des cuisses, qui pourraient compenser pour l'effort des muscles du plancher pelvien. Faites l'exercice **1 à 2 fois par jour, 5 jours par semaine**.

Afin d'être certaine de contracter les bons muscles, lorsque vous faites l'exercice pour la première fois, placez un doigt dans le vagin. Si vous sentez que le doigt est aspiré vers l'intérieur du vagin, c'est que la contraction du plancher pelvien est efficace. Si le doigt est expulsé à l'extérieur du vagin lors de la contraction, c'est que vous poussez le plancher pelvien vers l'extérieur (comme pour aller à la selle) plutôt que de le contracter. Attention ! Il est important de bien comprendre le mouvement avant de le répéter. La poussée vers l'extérieur (comme pour aller à la selle) pourrait affaiblir encore plus le plancher pelvien.

Si vous avez du mal à faire la contraction du plancher pelvien, faites l'exercice suivant.

6.2 La vague

En position couchée sur le dos, genoux fléchis : faites l'exercice 1.1 (respiration abdominale). Serrez l'anus comme pour retenir un gaz, en expirant par la bouche et en rentrant le nombril. Tentez de serrer les muscles du plancher pelvien, en partant de l'anus vers le vagin. Lorsque l'anus et le vagin sont serrés, maintenez la contraction pendant **5 secondes**, puis relâchez le plancher pelvien et le ventre. Répétez à quelques reprises en vérifiant la direction de la contraction avec votre doigt. Lorsque cet exercice est bien maîtrisé, reprenez les contractions maximales du plancher pelvien.

Note : Pour tonifier le plancher pelvien, les contractions doivent être maximales, c'est-à-dire qu'elles doivent être effectuées avec effort et concentration. Les contractions légères pratiquées lors de l'allaitement ou en regardant la télévision sont donc moins efficaces.

Après trois semaines de pratique en position couchée sur le dos, faites les contractions maximales du plancher pelvien en position assise puis en position debout pendant trois à cinq autres semaines.

6.3 Le verrouillage périnéal

Le verrouillage périnéal, présenté dans la section « Soins du périnée » au point 3.4, demeure important. Il consiste à serrer le plancher pelvien avant et pendant tout effort physique qui augmente la pression sur celui-ci, comme la toux, l'éternuement ou le geste de prendre un enfant dans ses bras. Prenez l'habitude de faire un verrouillage périnéal avant tout effort.

6.4 Évaluation de vos progrès

6.4.1 Le « stop pipi »

En début de miction, essayez d'arrêter d'uriner le plus complètement possible. Lorsque la miction est arrêtée, relâchez le plancher pelvien sans pousser, reprenez la miction et videz complètement votre vessie. Un plancher pelvien fort devrait vous permettre d'arrêter la miction rapidement et complètement. Vérifiez vos progrès une fois toutes les deux semaines.

Attention ! Ne faites pas l'exercice du « stop pipi » chaque fois que vous allez à la toilette. L'interruption fréquente de la miction peut augmenter les risques d'infections urinaires. De plus, les contractions du plancher pelvien lors de la miction pourraient dérégler la vessie, qui deviendrait alors instable.

6.4.2 La geisha

Lors des relations sexuelles, au moment de la pénétration, contractez les muscles du plancher pelvien en serrant le vagin. Maintenez la contraction pendant quelques secondes, puis relâchez. Faites l'exercice deux à trois fois de suite. Votre partenaire vous informera sur la progression du renforcement du plancher pelvien.

Conseil : Pendant les six à huit premières semaines suivant l'accouchement, évitez de sauter, de courir, de porter des charges lourdes et de rester debout longtemps, de façon à protéger le plancher pelvien pendant sa rééducation.

Si vous perdez encore votre urine six semaines après l'accouchement ou si vous n'arrivez pas à serrer le plancher pelvien, informez-en votre médecin lors de la visite postnatale. Il saura vous conseiller sur les différents traitements de l'incontinence urinaire et de l'affaiblissement du plancher pelvien. Ne vous inquiétez pas, 10 % des femmes qui accouchent ont ce genre de problème, qui est réversible par ailleurs.

—

7. EXERCICES DE RENFORCEMENT DES MUSCLES
ABDOMINAUX (À FAIRE PENDANT LES SIX SEMAINES SUIVANT L'ACCOUCHEMENT)

Après la naissance de votre bébé, vous avez hâte de retrouver la taille que vous aviez avant votre grossesse. Mais attention, le renforcement de la musculature abdominale doit se faire de façon graduelle en respectant deux règles de base :

1) Une contraction musculaire du plancher pelvien doit précéder tout exercice de renforcement abdominal et être maintenue pendant l'exercice. On évitera ainsi une augmentation de pression abdominale sur les viscères, qui affaiblirait davantage le plancher pelvien et pourrait entraîner des pertes d'urine.

2) Pour affiner la taille, le renforcement des muscles abdominaux doit toujours se faire en partant du muscle le plus profond jusqu'au plus superficiel. Si cet ordre n'est pas respecté, certains exercices abdominaux pourraient causer des douleurs lombaires, entraîner l'affaiblissement du plancher pelvien ou ne pas être aussi efficaces.

Les abdominaux comprennent quatre paires de muscles : le transverse de l'abdomen (muscle profond), les petits obliques, les grands obliques (muscles intermédiaires) et les grands droits (muscles superficiels). Ensemble, ces muscles servent de gaine et retiennent les viscères. Ils font également

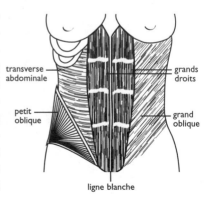

transverse abdominale

petit oblique

grands droits

grand oblique

ligne blanche

partie du système de soutien de la colonne vertébrale et permettent différents mouvements du tronc et des jambes.

Les muscles abdominaux subissent un étirement qui s'accentue tout au long de la grossesse. Après l'accouchement, les exercices de renforcement (tonification) suivants vous permettront de retrouver progressivement votre taille. Ces exercices peuvent être faits dès le lendemain de l'accouchement et se poursuivre pendant les six semaines suivantes.

▶ **1ʳᵉ étape : Renforcer la base : le transverse de l'abdomen**

7.1 Rentrée du nombril

En position couchée sur le dos : faites l'exercice 1.1 (respiration abdominale en position couchée) en prêtant une attention spéciale au mouvement de rentrée du nombril de façon à serrer le ventre. En plaçant une main sur le bas-ventre près des hanches, vous sentirez les muscles se durcir sous vos doigts. Faites trois séries de dix mouvements (rentrée du nombril) en vous accordant dix secondes de repos entre chaque mouvement et une minute de repos entre chaque série. Faites l'exercice **1 fois par jour, 5 jours par semaine**.

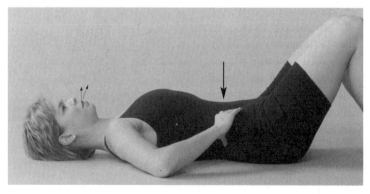

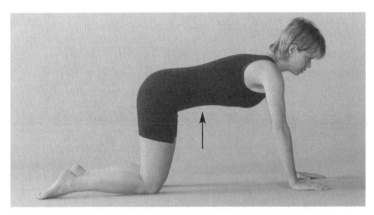

Une fois que vous maîtrisez bien cet exercice, refaites-le, mais cette fois-ci en adoptant la position à quatre pattes. Faites trois séries de dix mouvements (rentrée du nombril) en prenant dix secondes de repos entre chaque mouvement et une minute de repos entre chaque série. Faites l'exercice **1 fois par jour, 5 jours par semaine**. Ne courbez ni ne creusez le dos pendant l'exercice, essayez autant que possible de garder le dos droit.

▶ **2ᵉ étape : Rapprocher les muscles grands droits en serrant les muscles profonds et intermédiaires**

7.2 Bascule du bassin et étirement du tronc

a) En position couchée sur le dos, genoux fléchis : basculez le bassin de manière que le creux de votre dos soit bien à plat. Contractez le plancher pelvien, puis expirez en abaissant les côtés et en rentrant le nombril. Au même moment, étirez votre corps en imaginant qu'une ficelle tire votre tête vers le haut (menton rentré) et qu'une autre tire vos fesses (hanches) vers le bas. Faites trois séries de dix mouvements d'une durée de cinq secondes chacun, en prenant dix secondes de repos entre chaque mouvement et une minute de repos

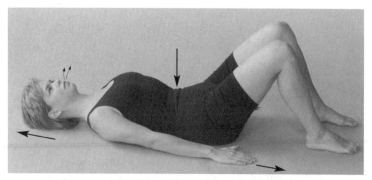

entre chaque série. Faites l'exercice **1 fois par jour, 5 jours par semaine**. Cet exercice fait travailler le transverse de l'abdomen, les petits et les grands obliques en rapprochant les muscles grands droits pour réduire la diastase (voir point 8).

b) Augmentez la difficulté en répétant l'exercice précédent, mais cette fois-ci en position debout. Faites trois séries de dix mouvements en prenant dix secondes de repos entre chaque mouvement et une minute de repos entre chaque série. Faites l'exercice **1 fois par jour, 5 jours par semaine**. Cet exercice aide à replacer la colonne vertébrale et le bassin dans un bon alignement en utilisant le travail des abdominaux et des muscles du dos.

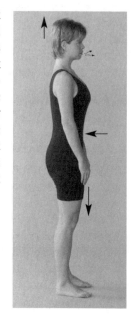

▶ **3ᵉ étape : Renforcer les muscles intermédiaires**

7.3 Opposition bras-jambe

En position couchée sur le dos, genoux fléchis et pieds à plat : faites une bascule du bassin (voir exercice 7.2). À partir de cette position, pliez la jambe droite jusqu'à ce que la cuisse touche votre abdomen, puis placez le bras droit à l'intérieur de la jambe droite, en appuyant votre coude contre le genou. Contractez le plancher pelvien puis, en expirant et en rentrant le nombril, repoussez la cuisse vers l'extérieur avec le bras. En même temps, résistez au mouvement en maintenant la position de la jambe. Maintenez cette contraction pendant environ 5 secondes. Répétez l'exercice avec l'autre jambe. Faites trois séries de dix mouvements, en vous accordant dix secondes de repos entre chaque mouvement et une minute de repos entre chaque série. Faites l'exercice **1 fois par jour, 5 jours par semaine**. Cet exercice favorise le renforcement des muscles obliques de l'abdomen du côté opposé au mouvement en plus des muscles de l'intérieur de la cuisse et du bras.

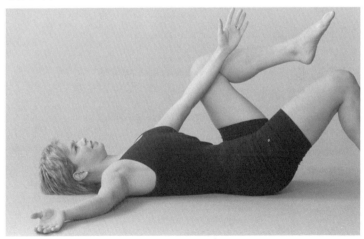

Variante : Placez le bras gauche à l'extérieur de la jambe droite en appuyant votre coude contre le genou. Contractez le plancher pelvien puis, en expirant et en rentrant le nombril, repoussez la cuisse vers l'extérieur avec le bras en résistant au mouvement et en maintenant la position de la jambe. Répétez l'exercice avec l'autre jambe. Cet exercice favorise le renforcement des muscles obliques du côté du mouvement en plus des muscles de l'extérieur de la cuisse et du bras.

8. DIASTASE DES GRANDS DROITS

Chez 30 % des femmes, les muscles centraux superficiels (grands droits) se séparent pendant la grossesse à cause d'une distension importante de l'abdomen. On dit alors qu'il y a une séparation ou une diastase des grands droits. Cette séparation, qui n'est pas douloureuse, peut être minime ou atteindre 10 à 13 cm. On peut l'observer lorsque les muscles grands droits s'écartent en se contractant, par exemple lorsqu'on sort du bain. À ce moment-là, les grands droits séparés laissent paraître une petite hernie au centre du ventre.

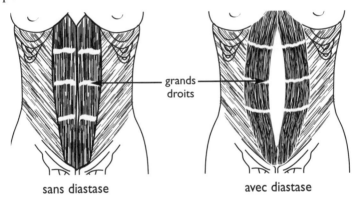

grands droits

sans diastase   avec diastase

Il est important de vérifier s'il y a une diastase, car celle-ci vous informe sur la force des muscles profonds et intermédiaires. Si ces derniers sont encore faibles, ils ne peuvent pas garder le ventre plat lors de mouvements du tronc comme le redressement assis. Par conséquent, le ventre se gonflera pendant l'exercice et fera pression sur les grands droits, qui s'écarteront encore plus et laisseront paraître une hernie. Les redressements assis, lorsque effectués trop hâtivement après l'accouchement, peuvent donc entretenir la faiblesse des muscles abdominaux et, par conséquent, un « petit ventre ».

On doit donc évaluer la diastase, puis la corriger afin de permettre aux quatre paires de muscles abdominaux d'effectuer leur travail de gaine abdominale et de soutien de la colonne, permettant ainsi la prévention de maux de dos.

8.1 Vérification de la diastase des grands droits

Six semaines après l'accouchement, en position couchée sur le dos, genoux fléchis : placez le petit doigt dans le nombril, entre les deux muscles grands droits, et trois autres doigts en ligne droite vers le haut à partir du nombril. Effectuez l'exercice 1.1 (respiration abdominale en position couchée). En expirant lentement et en contractant le plancher pelvien, soulevez lentement la tête jusqu'à ce que vos omoplates ne touchent plus le sol. À la hauteur de l'index, tournez vos doigts de 90° et vérifiez combien de doigts peuvent s'insérer entre les deux muscles. Répétez le même test en plaçant le petit doigt dans le nombril, entre les deux muscles grands droits, et trois autres doigts en ligne droite vers le bas à partir du nombril.

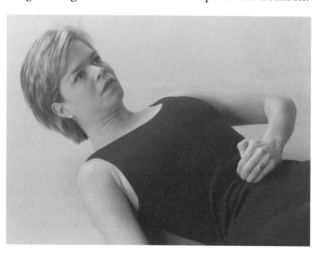

Si plus de trois doigts séparent les grands droits (en haut ou en bas du nombril), vous devez continuer à faire les exercices 7.1 et 7.2 pour faciliter leur rapprochement. S'il n'y a pas de diastase, passez à l'exercice 9. N'hésitez pas à demander à la physiothérapeute ou à l'infirmière de vous montrer comment mesurer la diastase pendant votre hospitalisation.

9. PROGRESSION DES EXERCICES DE RENFORCEMENT DES MUSCLES ABDOMINAUX SANS DIASTASE DES GRANDS DROITS (À PARTIR DE SIX SEMAINES APRÈS L'ACCOUCHEMENT)

Maintenant que vous avez renforcé les muscles profonds et intermédiaires, il est temps de tonifier les muscles superficiels. **Attention !** Vous devez avoir fait le renforcement des muscles du plancher pelvien avant de faire ces exercices. De plus, assurez-vous que vous ne perdez plus votre urine. Le demi-redressement assis crée une pression sur le plancher pelvien et l'affaiblit. Il risque donc d'augmenter les problèmes de pertes d'urine ou de descentes d'organes.

Conseil : Serrez toujours les muscles du plancher pelvien avant et pendant un demi-redressement assis. Vous préviendrez ainsi le relâchement de cette région.

9.1 Demi-redressement assis

En position couchée sur le dos, genoux fléchis : faites l'exercice 1.1 (respiration abdominale). Serrez le plancher pelvien puis, en expirant lentement par la bouche, soulevez la tête (menton rentré) et les épaules et touchez vos genoux avec les mains. Inspirez. Revenez lentement à la position de départ en

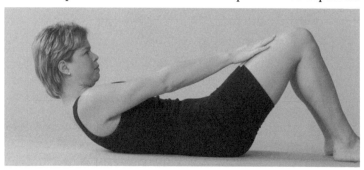

allongeant la nuque, en rentrant le nombril et en expirant lentement par la bouche. Faites trois séries de dix mouvements en prenant dix secondes de repos entre chaque mouvement et une minute de repos entre chaque série. Faites cet exercice **1 fois par jour, 5 jours par semaine.**

Pour augmenter la difficulté, maintenez la position pendant deux respirations, puis revenez à la position de départ. Cet exercice agit spécialement sur les muscles superficiels grands droits de l'abdomen. Assurez-vous que les muscles profonds (rentrée du nombril) et intermédiaires (menton rentré et allongement de la nuque) sont bien contractés pour éviter que le ventre ne sorte pendant le redressement assis.

Lorsque vous maîtrisez bien cet exercice, faites-le en croisant les mains derrière la nuque plutôt qu'en les amenant aux genoux lors du redressement assis.

9.2 Mouvement des jambes sur le tronc

a) En position couchée sur le dos, genoux fléchis : faites l'exercice 1.1 (respiration abdominale). En expirant lentement par la bouche, rentrez le nombril puis soulevez un pied

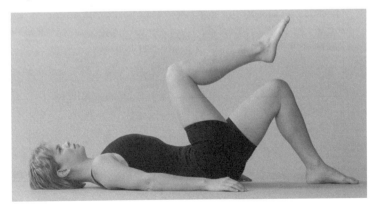

du sol pour amener le genou jusqu'à votre poitrine. Inspirez. Ramenez la jambe fléchie à la position de départ en expirant et en rentrant votre ventre. Répétez le même exercice avec l'autre jambe. Faites trois séries de dix mouvements en prenant dix secondes de repos entre chaque mouvement et une minute de repos entre chaque série. Faites l'exercice **1 fois par jour, 5 jours par semaine.**

Attention ! Si vous resserrez bien les muscles de votre ventre, vous ne devriez pas sentir votre dos se creuser (s'arquer) lorsque la jambe est ramenée à la position de départ.

b) Augmentez la difficulté en faisant l'exercice suivant. En position couchée sur le dos, genoux fléchis : faites l'exercice 1.1 (respiration abdominale). En expirant lentement par la bouche, rentrez le nombril puis soulevez un pied du sol de façon à amener le genou jusqu'au-dessus de la hanche, cuisse à la verticale. Inspirez. De cette position, amenez la 2e jambe au même niveau en expirant lentement et en rentrant votre ventre. Ramenez les jambes fléchies une à la fois à la position de départ. Puis répétez le même exercice en initiant le mouvement avec l'autre jambe. Faites trois séries de dix mouvements en laissant dix secondes de repos entre chaque mouvement et une minute de repos entre chaque série. Faites l'exercice **1 fois par jour, 5 jours par semaine.**

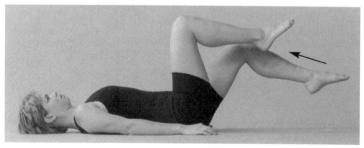

c) Lorsque vous maîtrisez l'exercice précédent, c'est-à-dire lorsque vous pouvez le faire dix fois sans arquer le dos, passez à l'étape suivante. En position couchée sur le dos, genoux fléchis : faites l'exercice 1.1 (respiration abdominale). En expirant lentement par la bouche, rentrez le nombril puis soulevez un pied du sol, en amenant la cuisse à la verticale. Inspirez. En conservant cette position, amenez la 2ᵉ cuisse à la verticale en expirant lentement et en rentrant votre ventre. Puis allongez les deux jambes à tour de rôle dans un mouvement de pédalage, sans toucher le sol. Enfin, ramenez les jambes fléchies une à une à la position de départ. Faites trois séries de dix mouvements en prenant dix secondes de repos entre chaque mouvement et une minute de repos entre chaque série. N'oubliez pas de garder le ventre rentré et le dos à plat. Faites l'exercice **1 fois par jour, 5 jours par semaine**.

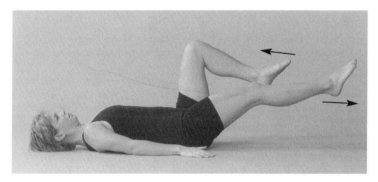

10. EXERCICES DE RENFORCEMMENT DES MUSCLES PECTORAUX

Les seins sont constitués de glandes, de conduits et de tissus adipeux. Ils sont soutenus par les muscles de la poitrine, des épaules et du haut du dos. Ils subissent d'importantes modifications physiologiques pendant la grossesse puisqu'ils se préparent à la sécrétion de lait. En 9 mois, leur poids augmentera de 0,5 à 1,7 kg. Afin d'éviter que les muscles qui soutiennent les seins s'affaiblissent, ce qui est en partie responsable de l'affaissement des seins, il est fortement suggéré de porter un soutien-gorge de taille appropriée ainsi que de tonifier la musculature dès que la montée laiteuse est passée. Chaque jour, vous devez effectuer un des exercices suivants : pression ou ciseaux. Poursuivez pendant un mois ou plus, selon vos besoins.

10.1 Pression

En position assise, les coudes fléchis à la hauteur des épaules : faites l'exercice 1.1 (respiration abdominale). Expirez lentement

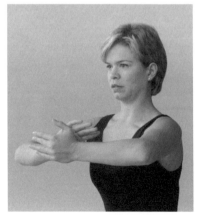

par la bouche et poussez les paumes des mains l'une contre l'autre jusqu'à l'apparition d'une contraction dans les muscles pectoraux, au-dessus des seins. Maintenez la position pendant cinq secondes. Inspirez. Faites dix mouvements en prenant dix secondes de repos entre chaque mouvement. Faites l'exercice **1 fois par jour, 5 jours par semaine.**

10.2 Ciseaux

Dans la même position, bras tendus à la hauteur des épaules : expirez lentement par la bouche en faisant six mouvements de ciseaux devant la poitrine. Inspirez. Faites dix combinaisons de six mouvements en prenant dix secondes de repos entre chaque combinaison. Faites l'exercice **1 fois par jour, 5 jours par semaine**.

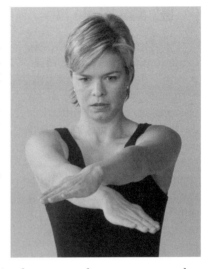

Conseil : Appliquez-vous à adopter une bonne posture, dos droit et épaules dégagées : la position des seins en sera améliorée.

11. EXERCICES DE RENFORCEMENT ET D'ASSOUPLISSEMENT DES MUSCLES DU DOS

Pendant votre grossesse, l'augmentation de poids et de volume de votre corps provoque un déséquilibre de la posture et une accentuation de la lordose (creux du bas du dos). Pour retrouver une posture correcte après l'accouchement, les muscles stabilisateurs de la colonne ainsi que les muscles abdominaux profonds doivent travailler ensemble.

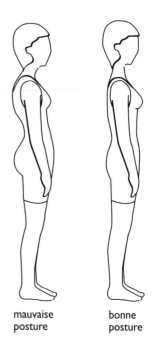

mauvaise
posture

bonne
posture

11.1 Exercice de renforcement des muscles du dos: correction du creux du bas du dos

En position à quatre pattes, faites l'exercice 7.1 (rentrée du nombril) en prêtant une attention particulière au mouvement de rentrée du nombril de façon à ressentir la contraction des muscles du ventre jusqu'au dos comme s'il s'agissait d'une ceinture. Vous devriez sentir la contraction des muscles de chaque côté de la colonne; c'est le multifide qui se contracte. Ne courbez ni ne creusez le dos lors de l'exercice, maintenez le

plus possible le dos droit. Faites trois séries de dix mouvements (rentrée du nombril) en prenant dix secondes de repos
entre chaque mouvement et une minute de repos entre chaque
série. Faites l'exercice **1 fois par jour, 5 jours par semaine.**

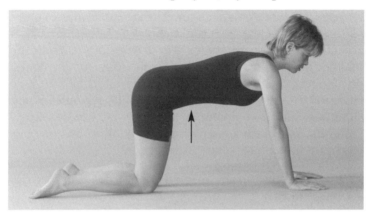

L'exercice 7.2 (bascule du bassin et étirement du tronc) favorise
également la correction du creux du bas du dos.

Après l'accouchement, vous devrez porter le bébé, l'installer
dans le siège d'auto, soulever la poussette, etc. Ces nouveaux
mouvements répétés alors que les muscles du dos sont affaiblis
peuvent entraîner des tensions musculaires et des douleurs
dans la région de la nuque, entre les omoplates et dans le bas
du dos. Afin de soulager ces douleurs pendant la période postnatale, nous vous suggérons quelques conseils et exercices qui
peuvent commencer le lendemain de l'accouchement et se
poursuivre le temps qui vous convient.

La chaleur

L'application de chaleur, sous forme de bouillotte, de sac de
céréales chauffé ou de bain chaud, aide à réduire les tensions

musculaires au niveau du dos. L'application d'une chaleur confortable (sans sensation de brûlure) pendant une période de 20 à 30 minutes est recommandée.

Les massages

Les massages du dos, de la nuque et de la région entre les omoplates sont très relaxants et soulagent les tensions musculaires accumulées. La connaissance d'une technique spéciale de massage n'est pas requise. Utilisez les mouvements circulaires, de pianotage ou de pétrissage précédés d'une application de chaleur. Déterminez la technique qui soulage le plus les tensions musculaires et répétez-la. Lorsque votre masseur attitré (conjoint, parent ou ami) n'est pas disponible, massez-vous en faisant rouler une balle sous votre dos.

11.2 Bascule du bassin avec étirement des muscles du bas du dos

En position couchée sur le dos, genoux fléchis : soulevez légèrement les fesses. Prenez vos hanches dans vos mains et basculez votre bassin de façon à amener le coccyx vers le haut. Puis déposez le haut des fesses sur le sol le plus loin possible des épaules. Le creux du dos devrait s'aplatir et vous devriez sentir un étirement dans la région du bas du dos. Maintenez l'étirement pendant 30 secondes en faisant la respiration abdominale

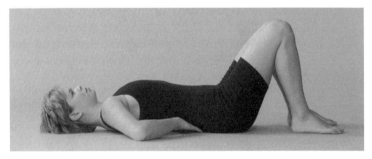

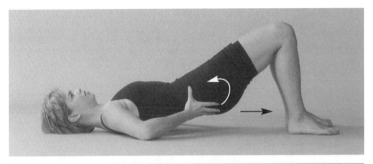

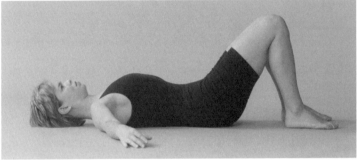

(exercice 1.1). Relâchez les muscles étirés, sans chercher à retrouver la courbure initiale du dos, puis recommencez **3 à 5 fois.**
Faites l'exercice **1 à 2 fois par jour** selon vos besoins.

11.3 Bascule du bassin et flexion des hanches (étire-
ment des muscles du bas du dos et des fesses)

En position couchée sur le dos, genoux fléchis : reprenez l'exercice précédent. Lorsque le creux du dos est à plat, amenez
un genou jusqu'à votre abdomen à l'aide de vos mains. Vous
devriez alors sentir un étirement dans la région du bas du dos
et des fesses. Maintenez l'étirement pendant 30 secondes en
faisant la respiration abdominale (exercice 1.1). Revenez à la
position de départ et répétez avec l'autre jambe. Recommencez

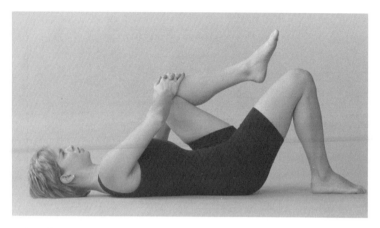

3 à 5 fois, avec chaque jambe. Faites l'exercice **1 à 2 fois par jour** selon vos besoins.

11.4 Dos rond (étirement des muscles du bas et du haut du dos)

En position à quatre pattes de façon que les fesses soient au-dessus des talons et que les mains soient le plus loin possible en avant : faites la respiration abdominale pendant tout l'exercice, en expirant et en rentrant le ventre à chaque mouvement. Commencez par faire basculer le bassin, en imaginant ramener le coccyx entre vos jambes. Arrondissez ensuite le bas du dos, puis le milieu du dos. Enfin, arrondissez les épaules, appuyez-vous sur le bout des doigts et finalement laissez tomber la tête de façon à arrondir le haut du dos. Maintenez l'étirement pendant 30 secondes en faisant la respiration abdominale. Relâchez les muscles étirés, sans chercher à retrouver la courbure initiale du dos, puis recommencez **3 à 5 fois.** Faites l'exercice **1 à 2 fois par jour** selon vos besoins.

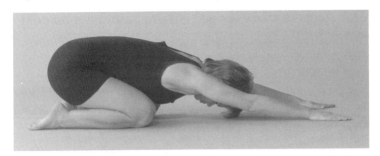

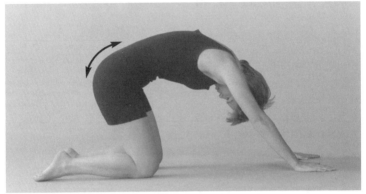

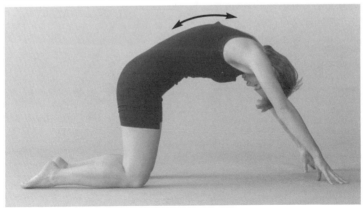

11.5 Mains derrière le dos (étirement du haut du dos)

En position assise, croisez les bras horizontalement devant vous et posez les mains sur vos épaules. Basculez votre bassin et allongez votre nuque de façon à regarder votre nombril. Dans cette position, étirez la région entre les omoplates. Maintenez l'étirement pendant 30 secondes en faisant la respiration abdominale (exercice 1.1). Relâchez les muscles étirés, puis recommencez **3 à 5 fois**. Faites l'exercice **1 à 2 fois par jour** selon vos besoins.

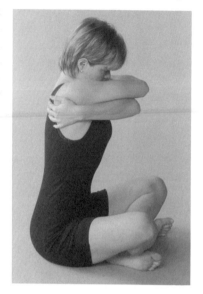

12. CONSEILS POSTURAUX

Pendant la grossesse, votre posture s'est modifiée de manière à s'adapter au changement de volume de votre abdomen. Le bébé a grossi, la musculature du ventre s'est relâchée et votre dos s'est cambré. Ce déséquilibre postural doit être corrigé pendant la période postnatale, afin d'éviter les douleurs au dos.

Pour reprendre une bonne posture, vous devez être attentive à votre façon de vous tenir en tout temps. Pendant les activités de la journée, que vous soyez debout, assise ou couchée, en marchant, en allaitant ou en donnant le biberon, arrêtez-vous quelques instants pour contracter les muscles gaines du ventre (transverse de l'abdomen) et les stabilisateurs de la colonne (les multifides) tout en faisant la respiration abdominale. Voici une série de bonnes positions à adopter pendant la journée.

12.1 Positions de repos

a) En position couchée sur le dos : placez un petit oreiller sous votre tête et un ou deux autres sous vos genoux de façon que les hanches et les genoux soient légèrement fléchis. Cela réduira les tensions du bas du dos en diminuant le creux.

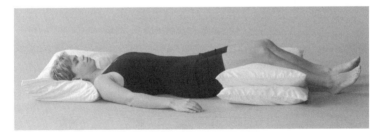

b) En position couchée sur le côté : fléchissez légèrement les hanches et les genoux et placez un oreiller entre vos jambes pour stabiliser le bassin et réduire les tensions lombaires.

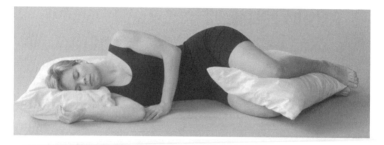

Placez un nombre suffisant d'oreillers sous la tête pour que celle-ci soit bien alignée avec le tronc.

12.2 Position assise

Appuyez toujours votre dos au dossier de la chaise (si nécessaire, ajoutez un coussin) et dégagez légèrement vos fesses vers l'avant. Vos genoux doivent être plus élevés ou à la même hauteur que vos hanches et vos pieds doivent toucher le sol. Vos bras doivent préférablement reposer sur des appuis-bras.

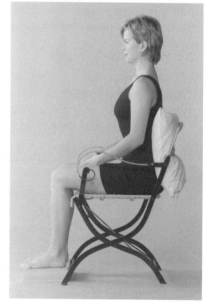

12.3 Position debout

a) Lorsque vous devez rester debout pour de longues périodes, en attendant en file ou en repassant par exemple, faites une bascule du bassin avec étirement du tronc (voir exercice 7.2b) ou placez un pied sur un petit banc.

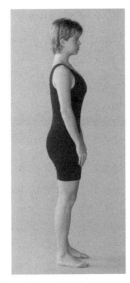

b) Si vous devez vous pencher pour prendre le bébé dans vos bras, pliez les genoux et tirez les fesses vers l'arrière en gardant le dos droit, serrez le plancher pelvien, rentrez le nombril et, en expirant lentement, prenez le bébé près de vous. Procédez de la même façon pour soulever un objet.

c) Lorsque vous utilisez la poussette, ne vous penchez pas vers l'avant, mais prenez plutôt une position bien droite, nombril rentré, en basculant le bassin avec étirement du tronc (exercice 7.2b).

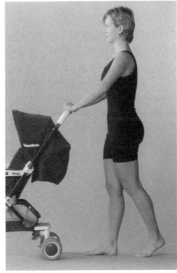

12.4 Allaitement maternel ou biberon

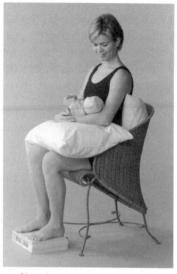

Lorsque vous donnez le sein ou le biberon au bébé, adoptez une bonne position assise (exercice 12.2), où le dos est bien appuyé, les épaules relâchées et les bras supportés. Les pieds sont en appui, à plat sur le sol, les hanches et les genoux pliés à angle droit ou un peu plus, les jambes parallèles l'une par rapport à l'autre et la tête légèrement penchée.

En position couchée (exercice 12.1), les jambes sont fléchies sur l'abdomen, un oreiller est glissé entre les jambes, le bas du dos est arrondi, la tête est bien alignée par rapport au tronc et est supportée par un nombre suffisant d'oreillers.

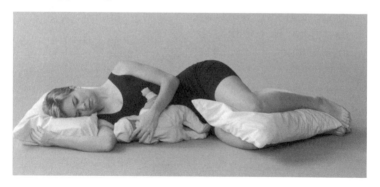

12.5 Porte-bébé

Si vous utilisez le porte-bébé, ajustez-le de manière que la tête du bébé soit près de votre menton. Prenez une posture bien droite, sans arrondir le haut du dos ou augmenter le creux du bas du dos (exercice 7.2b). Choisissez un porte-bébé permettant de remonter les genoux du bébé plus haut que les hanches pour éviter que les jambes soient pendantes et qu'il y ait une pression sur l'intérieur des cuisses du bébé. Le porte-bébé devrait pouvoir s'utiliser à l'avant comme dans le dos. Enfin, il serait peut-être préférable de ne l'utiliser que pour de courtes périodes.

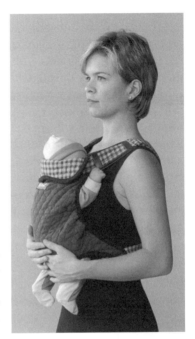

13. ACTIVITÉS SPORTIVES

Après votre accouchement, le retour aux activités sportives doit se faire de façon progressive. Dès votre retour à la maison, commencez le programme d'exercices postnatals. **Le renforcement des muscles du plancher pelvien et des muscles abdominaux est nécessaire à la pratique de toute activité sportive, afin d'éviter les blessures.** Deux à trois semaines après votre retour à la maison, commencez d'abord par faire de la marche. Parcourez de courtes distances au début, en étant attentive à adopter une bonne posture. La marche devient alors un exercice complet puisque les muscles de l'abdomen, du dos et des jambes sont sollicités. Parcourez ensuite des distances de plus en plus longues et augmentez graduellement votre cadence selon votre rythme et sans vous causer de fatigue excessive ou de douleurs vives.

Les classes d'exercices postnatals, qui commencent habituellement un mois après l'accouchement, sont fortement recommandées à celles qui ont besoin d'encouragement pour suivre un programme d'exercices postnatals de façon régulière.

Pour les solitaires, nous suggérons vivement la pratique de la natation, un mois après l'accouchement. Il s'agit d'une activité complète qui vous aidera à retrouver votre taille. Pratiquez les nages sur le ventre (le crawl ou la brasse) et sur le côté (à la marinière) plutôt que les nages sur le dos et le papillon qui accentuent la courbure du bas du dos et qui peuvent vous causer des douleurs lombaires.

La danse aérobique, la course à pied et tous les sports de sauts sont des activités qui demandent plus de force du plancher pelvien, d'endurance et de coordination. Nous suggérons d'attendre trois à quatre mois après l'accouchement avant de reprendre ces activités et de faire préalablement le programme d'exercices postnatals complet. Notez que les opinions varient à ce sujet selon les professionnels de la santé. Certains peuvent suggérer la reprise des activités plus rapidement. Ce qui compte, c'est que la reprise des activités sportives doit être progressive et que vous devez tenir compte de vos capacités physiques dans cette progression.

14. CONCLUSION
UN MOMENT QUI VOUS APPARTIENT

Vous aurez sans doute beaucoup de choses à faire et à régler dans les prochains mois. Ce programme d'exercices vous permet de réserver chaque jour un moment pour penser à vous. L'activité physique vous aidera à vous sentir mieux dans votre peau et à être plus énergique dans vos activités quotidiennes. Le temps que vous consacrerez à ces exercices vous appartient et n'est pas du temps perdu. Au contraire, il contribue à vous redonner l'énergie nécessaire à l'accomplissement des tâches reliées à votre nouveau rôle de mère en plus de vous permettre de retrouver votre taille et votre forme physique.

N'hésitez pas à communiquer avec une physiothérapeute si vous avez des questions sur votre condition ou sur ce programme d'exercices.

Bonne chance !

TABLEAU DES EXERCICES À FAIRE APRÈS UN ACCOUCHEMENT PAR VOIE VAGINALE

	Exercice respiratoire	Exercices circulatoires	Soins du périnée	Prév. de la constipation	Massage du périnée	Renf. du plancher pelvien	Renf. des abdominaux	Diastase	Prog. de renf. des abdo.	Renf. des pectoraux	Renf. et assoupl. du dos
jour de l'acc.	1.1, 1.2	2.1, 2.2									
1er jour après	1.1, 1.2	2.1, 2.2	3.1, 3.2, 3.3, 3.4	4.1, 4.2, 4.3, 4.4			7.1, 7.2				11.2 à 11.5
1re sem. après			3.4	4.1, 4.2, 4.3, 4.4			7.1, 7.2			10.1, 10.2	11.2 à 11.5
2e sem. après			3.4	4.1, 4.2, 4.3, 4.4		6.1, 6.2, 6.3, 6.4	7.1 à 7.3			10.1, 10.2	11.1 à 11.5
3e sem. après			3.4	4.1, 4.2, 4.3, 4.4	5.1, 5.2	6.1, 6.2, 6.3, 6.4	7.1 à 7.3			10.1, 10.2	11.1 à 11.5
4e sem. après			3.4	4.1, 4.2, 4.3, 4.4	5.1, 5.2	6.1, 6.2, 6.3, 6.4	7.1 à 7.3			10.1, 10.2	11.1 à 11.5
6e sem. après			3.4	4.1, 4.2, 4.3, 4.4		6.1, 6.2, 6.3, 6.4		8.1	9.1, 9.2	10.1, 10.2	11.1 à 11.5
8e sem. après			3.4	4.1, 4.2, 4.3, 4.4		6.1, 6.2, 6.3, 6.4			9.1, 9.2		11.1 à 11.5
12e sem. après			3.4	4.1, 4.2, 4.3, 4.4		6.1, 6.2, 6.3, 6.4			9.1, 9.2		11.1 à 11.5

CONSEILS PRATIQUES ET EXERCICES À FAIRE APRÈS UN ACCOUCHEMENT PAR CÉSARIENNE

La césarienne étant une intervention chirurgicale, la période qui suit immédiatement la naissance du bébé en est aussi une de convalescence. Pendant les premières journées postnatales, suivez les conseils et faites les exercices qui visent à soulager vos douleurs, à vous aider à respirer et à vous déplacer. Vous pouvez commencer à faire certains de ces exercices le jour même de l'accouchement par césarienne. D'autres s'ajouteront par la suite. Observez les consignes données pour chaque exercice et, surtout, progressez selon votre propre rythme.

1. CONTRÔLER LA DOULEUR ABDOMINALE LORS DES MOUVEMENTS

Les deux ou trois jours après l'accouchement, la région abdominale où la césarienne a été pratiquée est sensible et peut être douloureuse. Cette douleur augmente lorsque les muscles abdominaux sont sollicités ou lorsque, en toussant ou en riant par exemple, l'abdomen est poussé vers l'extérieur, tirant ainsi sur la cicatrice. Pour réduire la douleur lorsque vous changez de position dans votre lit ou lorsque vous vous déplacez, observez les quelques consignes suivantes : au début, demandez de l'aide pour vous lever et vous coucher. Soutenez toujours votre abdomen avec les mains ou un petit oreiller juste au-dessus du pubis lors des changements de position. Graduellement, vous prendrez de l'assurance et n'aurez plus besoin d'aide pour vous déplacer.

1.1 Pour sortir du lit

a) En position couchée sur le dos, jambes allongées, pliez légèrement un genou, pied à plat, puis laissez glisser le pied sur
   le drap jusqu'à ce que le genou soit complètement plié, en
   expirant lentement. Répétez avec l'autre jambe, en expirant
   de nouveau.

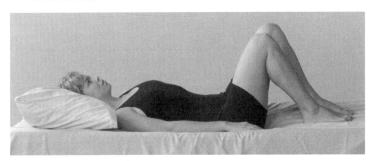

b) Roulez tout votre corps, en un seul mouvement, sur le côté du lit où vous voulez descendre, en commençant le mouvement par les épaules et en expirant lentement.

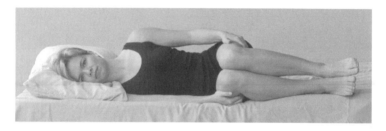

c) Lorsque vous êtes sur le côté, tirez vos genoux vers votre abdomen à l'aide de vos bras et placez vos pieds au bord du lit. Puis asseyez-vous en vous aidant avec l'épaule et les bras et en laissant vos pieds glisser en dehors du lit. Pour réduire la douleur, expirez lentement lors de chaque mouvement.

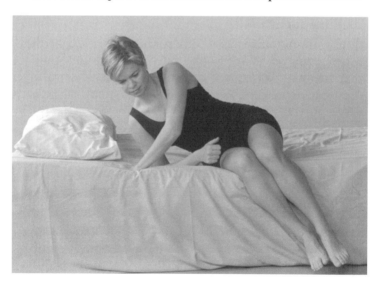

d) Si vos pieds ne touchent pas par terre, demandez qu'on abaisse votre lit ou utilisez un petit banc pour prendre appui.

e) Penchez-vous vers l'avant, dos droit, puis tendez les jambes et redressez le dos lentement.

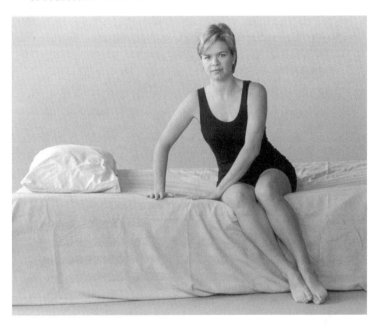

1.2 Pour vous coucher

a) En position debout, dos au lit : expirez lentement et pliez les genoux, en vous penchant vers l'avant, dos droit.

b) Posez les mains sur le lit et utilisez la force de vos bras pour vous y asseoir, en expirant lentement.

c) Toujours en expirant lentement, glissez les pieds sur le bord du lit de façon à plier les genoux.

d) En utilisant vos bras, laissez-vous descendre lentement sur le côté et ramenez vos jambes pliées sur le lit.

e) Tournez-vous sur le dos, en un seul mouvement, en commençant le mouvement par les épaules et en expirant.

f) Dépliez lentement les genoux en laissant les pieds glisser un après l'autre sur le matelas. Vous avez réussi !

1.3 Pour vous asseoir

a) En position debout, l'arrière des jambes touchant au siège du fauteuil : expirez lentement et pliez les genoux, en vous penchant en avant, dos droit.

b) Posez les mains sur les appuis-bras et utilisez la force de vos bras pour vous asseoir au fond du fauteuil, en expirant.

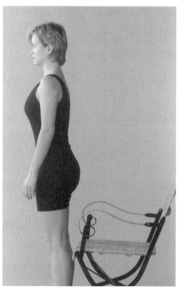
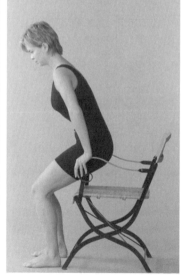

1.4 Pour vous relever du fauteuil

a) Prenez appui sur les appuis-bras et, en expirant, penchez-vous vers l'avant, dos droit. Puis, levez-vous en vous aidant de vos bras.

b) Dépliez vos genoux et redressez-vous lentement.

1.5 Le rire et la toux : pas si terrible que ça !

La toux comme le rire poussent l'abdomen vers l'extérieur, tirant ainsi sur la cicatrice. Soutenez votre abdomen avec les mains ou un petit oreiller juste au-dessus du pubis, de manière à limiter le mouvement de l'abdomen vers l'extérieur et à réduire la douleur.

Note : Ne craignez pas de briser ou de tirer les points de suture ou les agrafes lorsque vous rentrez le nombril en expirant, car les tissus se rapprochent les uns des autres lors de cet exercice, réduisant ainsi la douleur.

2. EXERCICE RESPIRATOIRE

L'exercice respiratoire est très important, car il permet d'améliorer l'oxygénation. De plus, il est à la base de tous les exercices du programme postnatal et il favorise la relaxation. Vous pouvez commencer à le faire le jour même de l'accouchement. Il sera par la suite intégré à d'autres exercices postnatals. Commencez par faire un nombre restreint de mouvements le jour de la césarienne, puis augmentez graduellement leur nombre les jours suivants.

2.1 Respiration abdominale en position couchée

En position couchée sur le dos, genoux fléchis, supportés par un oreiller, et dos à plat : expirez par la bouche en rentrant le nombril de façon à contracter les muscles du ventre pour chasser lentement l'air de vos poumons. Ne forcez pas l'expiration : vous n'avez pas à vider vos poumons rapidement ni complètement. Expirez juste assez longtemps pour sentir un léger travail des muscles du ventre (resserrement du bas-ventre). Puis relâchez le ventre, l'inspiration se fera toute seule automatiquement. Faites l'exercice **10 fois toutes les 2 ou 3 heures.**

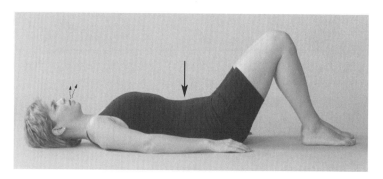

Note : Ne craignez pas de briser ou de tirer les points de suture ou les agrafes lorsque vous rentrez le nombril en expirant, puisque les tissus se rapprochent les uns des autres lors de cet exercice.

2.2 Respiration abdominale en position assise

En position assise, pieds au sol ou sur un petit tabouret de façon que les genoux soient plus élevés ou à la même hauteur que les hanches, un petit oreiller soutenant le bas du dos : expirez par la bouche en rentrant le nombril de façon à resserrer les muscles du ventre pour chasser lentement l'air de vos poumons. Ne forcez pas l'expiration : vous n'avez pas à vider vos poumons rapidement ni complètement. Expirez juste assez longtemps pour sentir le travail des muscles du ventre (resserrement du bas-ventre). Puis relâchez le ventre, l'inspiration se fera toute seule. Faites l'exercice **10 fois toutes les 2 ou 3 heures**.

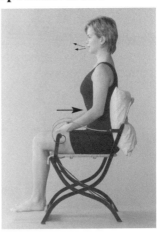

Conseil : La position dans laquelle vous effectuez la respiration abdominale est très importante. Une position voûtée ou repliée ne permet pas de serrer ni de relâcher le ventre correctement et limite l'efficacité de cet exercice.

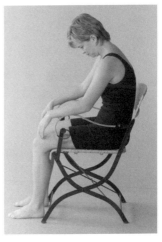

2.3 Le « huffing » ou comment dégager les sécrétions pulmonaires après une césarienne

En position assise ou en position couchée sur le dos, en supportant l'abdomen avec les mains ou un petit oreiller : expirez avec force par la bouche comme pour faire de la buée dans un miroir. Faites l'exercice 3 à 4 fois lorsque vous sentez le besoin de tousser. Cet exercice aide à déplacer les sécrétions pulmonaires et à les dégager plus facilement et moins douloureusement qu'en toussant.

3. EXERCICES CIRCULATOIRES

Pendant les deux à trois jours qui suivront votre accouchement par césarienne, vous passerez beaucoup de temps au lit. Afin de stimuler votre circulation sanguine, de réduire l'enflure de vos pieds et de vos mains, s'il y en a lieu, et de maintenir la force musculaire de vos jambes, nous vous proposons trois exercices que vous pouvez commencer à faire dès le lendemain de votre accouchement et continuer à faire au besoin.

3.1 Mouvements des chevilles

En position couchée sur le dos, les jambes légèrement plus hautes que le cœur (élevez le pied du lit ou ajoutez quelques oreillers sous vos genoux et vos mollets) : faites de petits cercles avec les chevilles en bougeant les orteils. Faites l'exercice pendant **2 minutes toutes les 2 ou 3 heures**. Cet exercice active la circulation sanguine et aide à résorber l'enflure des jambes.

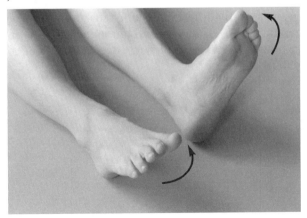

3.2 Mouvements des poignets

Si l'enflure se situe au niveau des bras et des mains, placez-vous de manière qu'ils soient plus élevés que le cœur : faites de petits cercles avec les poignets en fermant et en ouvrant la main. Faites l'exercice pendant **2 minutes toutes les 2 ou 3 heures**. Cet exercice aide à résorber l'enflure.

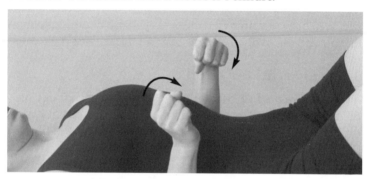

Conseil : Massez vous-même ou, encore mieux, demandez à quelqu'un de masser vos jambes ou vos bras. Pour réduire l'œdème et activer la circulation sanguine, les massages doivent être faits en partant des extrémités et en montant vers le cœur. Par exemple, pour un œdème du pied, massez d'abord le pied, puis la cheville et le mollet.

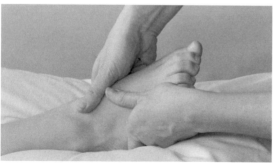

3.3 Mouvements légers des jambes

En position couchée sur le dos, jambes allongées : faites la respiration abdominale (exercice 2.1). En expirant, pliez une jambe et contractez les muscles de la cuisse en laissant glisser le talon sur le matelas. Puis, toujours en contractant les muscles, étendez la jambe lentement. Faites le même mouvement avec l'autre jambe. Faites cet exercice **10 fois, 2 fois par jour.** Il stimule la circulation sanguine tout en maintenant la force musculaire de vos jambes.

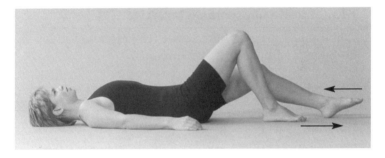

4. EXERCICES DE STIMULATION DU MOUVEMENT INTESTINAL

Après une chirurgie abdominale comme la césarienne, le mouvement (transit) intestinal est ralenti. Les gaz intestinaux s'accumulent dans l'abdomen. On se sent alors gonflée et, si les intestins tardent à reprendre leur activité, ce ballonnement peut devenir inconfortable, voire même douloureux. Il est possible de prévenir ces problèmes en faisant les exercices suivants dès le lendemain de la césarienne.

4.1 Respiration abdominale (exercice 2.1)

Les mouvements de serrement et de relaxation de l'abdomen contribuent à stimuler le transit intestinal.

4.2 Respiration abdominale et mouvements latéraux des jambes

En position couchée sur le dos, genoux fléchis : expirez par la bouche en rentrant le nombril de façon à serrer le ventre pour chasser l'air lentement et, en même temps, inclinez les genoux vers le côté gauche. Puis relâchez le ventre (l'inspiration se fera toute seule) et reprenez la position initiale, genoux fléchis au centre. Répétez l'exercice, mais en inclinant les jambes vers le côté droit. Faites l'exercice lentement et limitez votre mouvement si celui-ci est douloureux. Faites l'exercice **5 fois de**

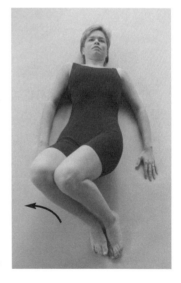

chaque côté, toutes les 2 ou 3 heures. Cet exercice produit un massage et un étirement des deux côtés du ventre, droit (colon ascendant) et gauche (colon descendant), stimulant ainsi le mouvement intestinal.

4.3 Respirations abdominales et flexion du tronc

Lorsque vous pouvez vous lever et marcher dans la chambre, faites la respiration abdominale (exercice 2.1), mais cette fois-ci en position debout, penchée vers l'avant, les bras en appui sur une table ou sur un banc et les jambes légèrement écartées. Faites l'exercice **10 fois toutes les 3 heures**.

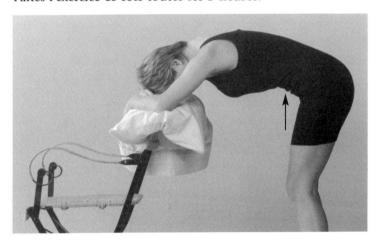

4.4 Massage de l'abdomen

Les massages de l'abdomen peuvent aussi être efficaces pour stimuler le transit intestinal et évacuer les gaz. Faites des mouvements circulaires sur l'abdomen avec la paume de la main en exerçant une légère pression. Le mouvement doit se faire en partant de la droite vers le haut (colon ascendant), puis vers la gauche (colon transverse) et finalement vers le bas (colon descendant). Faites l'exercice **5 fois toutes les 2 ou 3 heures.**

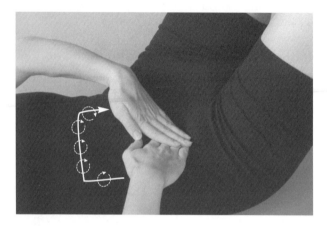

5. PRÉVENTION DE LA CONSTIPATION

Après l'accouchement, on a tendance à éviter d'aller à la selle, car on a peur que ce soit douloureux. On risque ainsi de devenir constipée. Afin de prévenir la constipation, buvez beaucoup et augmentez la quantité de fibres dans votre alimentation. De plus, faites quelques exercices et massages pour stimuler le mouvement intestinal (voir point 4).

5.1 Position à adopter à la toilette et méthode de poussée

À la toilette, prévoyez si possible un support d'environ 15 cm pour vos pieds (un annuaire téléphonique sous chaque pied, par exemple) de façon que vos genoux soient plus hauts que vos hanches. Cette position imite la position accroupie, qui est la plus favorable pour aller à la selle.

Penchez-vous ensuite vers l'avant, dos droit et, si l'expulsion n'est pas spontanée, serrez le ventre, en le supportant avec la main ou un petit oreiller, et poussez en expirant dans votre poing fermé. Il est important de ne pas pousser en bloquant votre respiration car cela créerait une trop grande pression sur la plaie et sur le périnée. Si vous n'arrivez pas à évacuer rapidement, n'insistez pas trop, et attendez plutôt d'en ressentir à nouveau le besoin.

6. MASSAGE DE LA CICATRICE ABDOMINALE

La cicatrisation de la plaie abdominale ne se fait pas toujours facilement, car certaines peaux cicatrisent moins bien que d'autres. Ainsi chez certaines femmes, la cicatrice peut être adhérente et douloureuse. Si vous sentez encore la cicatrice tirer en faisant des mouvements de flexion ou une rotation du tronc (se pencher en avant ou sur le côté) cinq semaines et plus après l'accouchement par césarienne, vous pouvez faire le massage de la cicatrice de l'abdomen. Le massage assouplira la cicatrice, réduira les adhérences et, par conséquent, les douleurs et le sentiment d'inconfort pendant les mouvements.

Avec une huile ou une crème à base de vitamine E, massez en faisant des petits cercles de chaque côté de la cicatrice afin d'assouplir les tissus. Soulevez ensuite la peau avec deux doigts, tout le long de la cicatrice, afin de défaire les adhérences entre la peau et les autres tissus. Faites l'exercice pendant **5 minutes, 1 fois par jour, pendant 1 à 2 semaines.** Pour maximiser l'effet du massage, faites-le précéder d'un bain chaud d'une vingtaine de minutes. La peau sera plus souple et donc plus facile à masser.

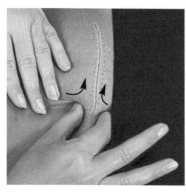 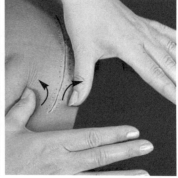

7. EXERCICES DE RENFORCEMENT DES MUSCLES DU PLANCHER PELVIEN

Les muscles du plancher pelvien sont constitués de trois épaisseurs qui ferment le bas du bassin. Ils s'étendent comme un hamac entre le pubis et le coccyx. Ces muscles ont subi un étirement important pendant la grossesse. Heureusement pour vous, pendant l'accouchement par césarienne, ils n'ont pas été étirés, déchirés ni sectionnés, comme ça peut être le cas lors d'un accouchement par voie vaginale. Après la césarienne, les muscles du plancher pelvien sont donc moins affaiblis, mais requièrent tout de même un certain renforcement pendant la période postnatale

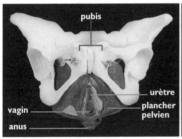 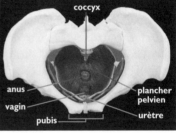

vue de face   vue de haut

Le plancher pelvien joue un rôle de premier plan dans le contrôle de l'urine, des gaz et des selles. Il est aussi important dans le support des organes pelviens tels la vessie et l'utérus, en plus d'avoir une fonction non négligeable dans l'atteinte de l'orgasme féminin. Le renforcement des muscles du plancher pelvien dans la période postnatale prévient donc ou corrige les problèmes d'incontinence (urine, gaz, selles), prévient les descentes d'organes, en plus d'augmenter la satisfaction sexuelle chez la femme et son partenaire.

Vous pouvez commencer à faire les exercices de renforcement des muscles du plancher pelvien deux à trois semaines après l'accouchement ou lorsque le périnée n'est plus douloureux.

7.1 La contraction maximale

En position couchée sur le dos, genoux fléchis : faites l'exercice 2.1 (respiration abdominale). Faites contracter les muscles du plancher pelvien comme pour retenir l'urine et les gaz, et rentrez le nombril en expirant par la bouche lentement. Maintenez la contraction pendant **5 secondes**, puis ajoutez à celle-ci une succession de trois contractions rapides. Relâchez le plancher pelvien et le ventre : l'inspiration se fera de façon automatique. Faites trois séries de dix contractions maximales du plancher pelvien en vous accordant dix secondes de repos entre chaque contraction musculaire et une minute de repos entre chaque série. Relâchez autant que possible tous les autres muscles, ceux des fesses et de l'intérieur des cuisses, qui pourraient compenser pour l'effort des muscles du plancher pelvien. Faites l'exercice **1 à 2 fois par jour, 5 jours par semaine**.

Afin d'être certaine de contracter les bons muscles, lorsque vous faites l'exercice pour la première fois, placez un doigt dans le vagin. Si vous sentez que le doigt est aspiré vers l'intérieur du vagin, c'est que la contraction du plancher pelvien est efficace. Si le doigt est expulsé à l'extérieur du vagin lors de la contraction, c'est que vous poussez le plancher pelvien vers l'extérieur (comme pour aller à la selle) plutôt que de le contracter. **Attention !** Il est important de bien comprendre le mouvement avant de le répéter. La poussée vers l'extérieur (comme pour aller à la selle) pourrait affaiblir encore plus le plancher pelvien.

Si vous avez du mal à faire la contraction du plancher pelvien, faites l'exercice suivant.

7.2 La vague

En position couchée sur le dos, genoux fléchis : faites l'exercice 2.1 (respiration abdominale). Serrez l'anus comme pour retenir un gaz, en expirant par la bouche et en rentrant le nombril. Tentez de serrer les muscles du plancher pelvien, en partant de l'anus vers le vagin. Lorsque l'anus et le vagin sont serrés, maintenez la contraction pendant **5 secondes**, puis relâchez le plancher pelvien et le ventre. Répétez à quelques reprises en vérifiant la direction de la contraction avec votre doigt. Lorsque cet exercice est bien maîtrisé, reprenez les contractions maximales du plancher pelvien.

Note : Pour tonifier le plancher pelvien, les contractions doivent être maximales, c'est-à-dire qu'elles doivent être effectuées avec effort et concentration. Les contractions légères pratiquées lors de l'allaitement ou en regardant la télévision sont donc moins efficaces.

Après trois semaines de pratique en position couchée sur le dos, faites les contractions maximales du plancher pelvien en position assise puis en position debout pendant trois à cinq autres semaines.

7.3 Le verrouillage périnéal

Le verrouillage périnéal consiste à serrer le plancher pelvien avant et pendant tout effort physique qui augmente la pression sur celui-ci, comme la toux, l'éternuement ou le geste de prendre un enfant dans ses bras. Prenez l'habitude de faire un verrouillage périnéal avant tout effort.

7.4 Évaluation de vos progrès

7.4.1 Le « stop pipi »

En début de miction, essayez d'arrêter d'uriner le plus complètement possible. Lorsque la miction est arrêtée, relâchez le plancher pelvien sans pousser, reprenez la miction et videz complètement votre vessie. Un plancher pelvien fort devrait vous permettre d'arrêter la miction rapidement et complètement. Vérifiez vos progrès une fois toutes les deux semaines.

Attention ! Ne faites pas l'exercice du « stop pipi » chaque fois que vous allez à la toilette. L'interruption fréquente de la miction peut augmenter les risques d'infections urinaires. De plus, les contractions du plancher pelvien lors de la miction pourraient dérégler la vessie, qui deviendrait alors instable.

7.4.2 La geisha

Lors des relations sexuelles, au moment de la pénétration, contractez les muscles du plancher pelvien en serrant le vagin. Maintenez la contraction pendant quelques secondes, puis relâchez. Faites l'exercice deux à trois fois de suite. Votre partenaire vous informera sur la progression du renforcement du plancher pelvien.

Conseil : Pendant les six à huit premières semaines suivant l'accouchement, évitez de sauter, de courir, de porter des charges lourdes et de rester debout longtemps, de façon à protéger le plancher pelvien pendant sa rééducation.

Si vous perdez encore votre urine six semaines après l'accouchement ou si vous n'arrivez pas à serrer le plancher pelvien, informez-en votre médecin lors de la visite postnatale. Il saura vous conseiller sur les différents traitements de l'incontinence urinaire et de l'affaiblissement du plancher pelvien. Ne vous inquiétez pas, 10 % des femmes qui accouchent ont ce genre de problème, qui est réversible par ailleurs.

8. EXERCICES DE RENFORCEMENT DES MUSCLES ABDOMINAUX (À PARTIR DU QUATRIÈME JOUR SUIVANT L'ACCOUCHEMENT ET PENDANT QUATRE À SIX SEMAINES)

Quatre ou cinq jours après la césarienne, vous pouvez déjà commencer à penser reprendre votre taille. Mais attention, il faut y aller doucement! La césarienne est une intervention chirurgicale. Les attaches de la musculature abdominale ont été sectionnées: le renforcement doit donc en tenir compte. Le renforcement abdominal doit se faire de façon graduelle, en respectant trois règles de base:

1) La contraction de la musculature du ventre ne doit pas être douloureuse.

2) Une contraction musculaire du plancher pelvien doit précéder tout exercice de renforcement abdominal et être maintenue pendant l'exercice. On évitera ainsi une augmentation de pression abdominale sur les viscères, qui affaiblirait davantage le plancher pelvien et pourrait entraîner des pertes d'urine.

3) Pour affiner la taille, le renforcement des muscles abdominaux doit toujours se faire en partant du muscle le plus profond jusqu'au plus superficiel. Si cet ordre n'est pas respecté, certains exercices abdominaux pourraient causer des douleurs lombaires, entraîner l'affaiblissement du plancher pelvien ou ne pas être aussi efficaces.

Les abdominaux comprennent quatre paires de muscles: le transverse de l'abdomen (muscle profond), les petits obliques, les grands obliques (muscles intermédiaires) et les grands droits (muscles superficiels). Ensemble, ces muscles servent de gaine et retiennent les viscères. Ils font également partie du système de

soutien de la colonne vertébrale et permettent différents
mouvements du tronc et des
jambes.

Les muscles abdominaux subissent un étirement qui s'accentue tout au long de la
grossesse. Après l'accouchement, les exercices de renforcement (tonification) suivants
vous permettront de retrouver
progressivement votre taille.

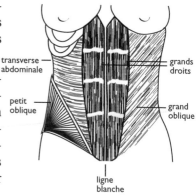

Ces exercices peuvent être faits dès le lendemain de l'accouchement et se poursuivre pendant les six semaines suivantes.

▶ 1ʳᵉ étape : Renforcer la base : le transverse de l'abdomen

8.1 Rentrée du nombril

En position couchée sur le dos : faites l'exercice 2.1 (respiration
abdominale en position couchée) en prêtant une attention spéciale au mouvement de rentrée du nombril de façon à serrer le
ventre. En plaçant une main sur le bas-ventre près des hanches,

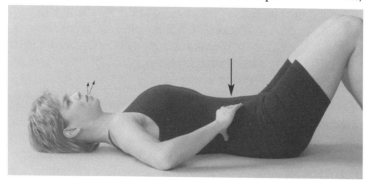

vous sentirez les muscles se durcir sous vos doigts. Faites trois séries de dix mouvements (rentrée du nombril) en vous accordant dix secondes de repos entre chaque mouvement et une minute de repos entre chaque série. Faites l'exercice **1 fois par jour, 5 jours par semaine**.

Une fois que vous maîtrisez bien cet exercice, refaites-le, mais cette fois-ci en adoptant la position à quatre pattes. Faites trois séries de dix mouvements (rentrée du nombril) en prenant dix secondes de repos entre chaque mouvement et une minute de

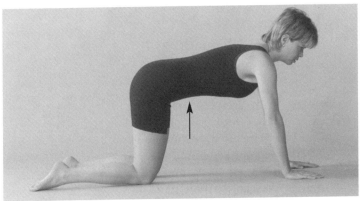

repos entre chaque série. Faites l'exercice **1 fois par jour, 5 jours par semaine**. Ne courbez ni ne creusez le dos pendant l'exercice, essayez autant que possible de garder le dos droit.

▶ **2ᵉ étape : Rapprocher les muscles grands droits en serrant les muscles profonds et intermédiaires**

8.2 Bascule du bassin et étirement du tronc

a) En position couchée sur le dos, genoux fléchis : basculez le bassin de manière que le creux de votre dos soit bien à plat. Contractez le plancher pelvien, puis expirez en abaissant les côtés et en rentrant le nombril. Au même moment, étirez votre corps en imaginant qu'une ficelle tire votre tête vers le haut (menton rentré) et qu'une autre tire vos fesses (hanches) vers le bas. Faites trois séries de dix mouvements d'une

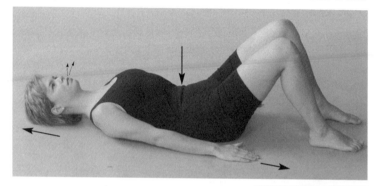

durée de cinq secondes chacun, en prenant dix secondes de repos entre chaque mouvement et une minute de repos entre chaque série. Faites l'exercice **1 fois par jour, 5 jours par semaine**. Cet exercice fait travailler le transverse de l'abdomen, les petits et les grands obliques en rapprochant les muscles grands droits pour réduire la diastase (voir point 9).

b) Augmentez la difficulté en répétant l'exercice précédent, mais cette fois-ci en position debout. Faites trois séries de dix mouvements en prenant dix secondes de repos entre chaque mouvement et une minute de repos entre chaque série. Faites l'exercice **1 fois**

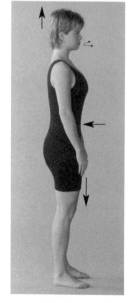

par jour, 5 jours par semaine. Cet exercice aide à replacer la colonne vertébrale et le bassin dans un bon alignement en utilisant le travail des abdominaux et des muscles du dos.

Poursuivez ces exercices de renforcement des muscles abdominaux pendant **4 à 6 semaines** après votre accouchement. Afin de permettre la guérison des tissus, nous vous suggérons d'éviter pendant une période de six semaines toutes les activités qui mettraient en tension ou qui étireraient outre mesure la musculature abdominale.

- Évitez les étirements de l'abdomen, bras derrière la tête, qui peuvent faire pression ou tirer sur les points.
- Évitez d'effectuer des travaux ménagers importants, comme passer l'aspirateur et laver les planchers.
- Évitez de monter et de descendre les escaliers de façon répétée pendant les deux premières semaines. Limitez vos activités à un même étage.
- Ne soulevez aucun objet plus lourd qu'un nouveau-né.
- Évitez les gros efforts de poussée.
- Ne commencez pas les redressements assis ou toute autre activité sportive violente.

▶ **3ᵉ étape : Renforcement des muscles intermédiaires**
(à partir d'un mois après l'accouchement par césarienne)

8.3 Opposition bras-jambe

En position couchée sur le dos, genoux fléchis et pieds à plat : faites une bascule du bassin (voir exercice 8.2). À partir de cette position, pliez la jambe droite jusqu'à ce que la cuisse touche votre abdomen, puis placez le bras droit à l'intérieur de la jambe droite, en appuyant votre coude contre le genou. Contractez le plancher pelvien puis, en expirant et en rentrant le nombril, repoussez la cuisse vers l'extérieur avec le bras. En même temps, résistez au mouvement en maintenant la position de la jambe. Maintenez cette contraction pendant environ 5 secondes. Répétez l'exercice avec l'autre jambe. Faites trois séries de dix mouvements, en vous accordant dix secondes de repos entre chaque mouvement et une minute de repos entre chaque série. Faites l'exercice **1 fois par jour, 5 jours par semaine.** Cet exercice favorise le renforcement des muscles obliques de l'abdomen du côté opposé au mouvement en plus des muscles de l'intérieur de la cuisse et du bras.

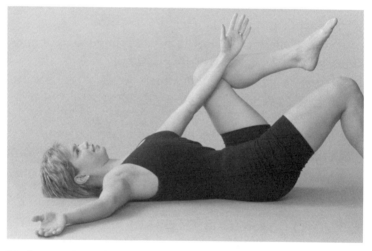

Variante : Placez le bras gauche à l'extérieur de la jambe droite en appuyant votre coude contre le genou. Contractez le plancher pelvien puis, en expirant et en rentrant le nombril, repoussez la cuisse vers l'extérieur avec le bras en résistant au mouvement et en maintenant la position de la jambe. Répétez l'exercice avec l'autre jambe. Cet exercice favorise le renforcement des muscles obliques du côté du mouvement en plus des muscles de l'extérieur de la cuisse et du bras.

9. DIASTASE DES GRANDS DROITS

Chez 30 % des femmes, les muscles centraux superficiels (grands droits) se séparent pendant la grossesse à cause d'une distension importante de l'abdomen. On dit alors qu'il y a une séparation ou une diastase des grands droits. Cette séparation, qui n'est pas douloureuse, peut être minime ou atteindre 10 à 13 cm. On peut l'observer lorsque les muscles grands droits s'écartent en se contractant, par exemple lorsqu'on sort du bain. À ce moment-là, les grands droits séparés laissent paraître une petite hernie au centre du ventre.

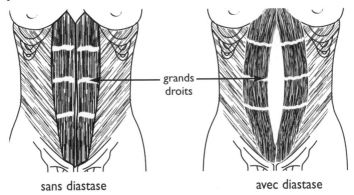

grands droits

sans diastase   avec diastase

Il est important de vérifier s'il y a une diastase, car celle-ci vous informe sur la force des muscles profonds et intermédiaires. Si ces derniers sont encore faibles, ils ne peuvent pas garder le ventre plat lors de mouvements du tronc comme le redressement assis. Par conséquent, le ventre se gonflera pendant l'exercice et fera pression sur les grands droits, qui s'écarteront encore plus et laisseront paraître une hernie. Les redressements assis, lorsque effectués trop hâtivement après l'accouchement, peuvent donc entretenir la faiblesse des muscles abdominaux et, par conséquent, un « petit ventre ».

On doit donc évaluer la diastase, puis la corriger afin de permettre aux quatre paires de muscles abdominaux d'effectuer leur travail de gaine abdominale et de soutien de la colonne, permettant ainsi la prévention de maux de dos.

9.1 Vérification de la diastase des grands droits

Six semaines après l'accouchement, en position couchée sur le dos, genoux fléchis : placez le petit doigt dans le nombril, entre les deux muscles grands droits, et trois autres doigts en ligne droite vers le haut à partir du nombril. Effectuez l'exercice 2.1 (respiration abdominale en position couchée). En expirant lentement et en contractant le plancher pelvien, soulevez lentement la tête jusqu'à ce que vos omoplates ne touchent plus le sol. À la hauteur de l'index, tournez vos doigts de 90° et vérifiez combien de doigts peuvent s'insérer entre les deux muscles. Répétez le même test en plaçant le petit doigt dans le nombril, entre les deux muscles grands droits, et trois autres doigts en ligne droite vers le bas à partir du nombril.

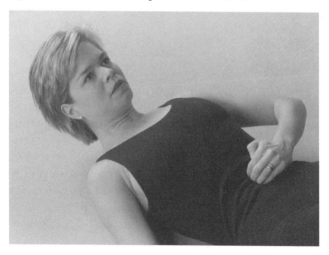

Si plus de trois doigts séparent les grands droits (en haut ou en bas du nombril), vous devez continuer à faire les exercices 8.1 et 8.2 pour faciliter leur rapprochement. S'il n'y a pas de diastase, passez à l'exercice 10. N'hésitez pas à demander à la physiothérapeute ou à l'infirmière de vous montrer comment mesurer la diastase pendant votre hospitalisation.

10. PROGRESSION DES EXERCICES DE RENFORCEMENT DES MUSCLES ABDOMINAUX SANS DIASTASE DES GRANDS DROITS (À FAIRE À PARTIR DE SIX SEMAINES APRÈS L'ACCOUCHEMENT)

Attention ! Vous devez avoir fait le renforcement des muscles du plancher pelvien avant de faire ces exercices. De plus, assurez-vous que vous ne perdez plus votre urine. Le demi-redressement assis crée une pression sur le plancher pelvien et l'affaiblit. Il risque donc d'augmenter les problèmes de pertes d'urine ou de descentes d'organes.

Conseil : Serrez toujours les muscles du plancher pelvien avant et pendant un demi-redressement assis. Vous préviendrez ainsi le relâchement de cette région.

10.1 Demi-redressement assis

En position couchée sur le dos, genoux fléchis : faites l'exercice 2.1 (respiration abdominale). Serrez le plancher pelvien puis, en expirant lentement par la bouche, soulevez la tête (menton rentré) et les épaules et touchez vos genoux avec les mains. Inspirez. Revenez lentement à la position de départ en allongeant la nuque, en rentrant le nombril et en expirant lentement

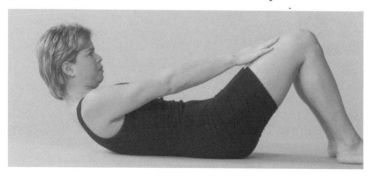

par la bouche. Faites trois séries de dix mouvements en prenant dix secondes de repos entre chaque mouvement et une minute de repos entre chaque série. Faites cet exercice **1 fois par jour, 5 jours par semaine**.

Pour augmenter la difficulté, maintenez la position pendant deux respirations, puis revenez à la position de départ. Cet exercice agit spécialement sur les muscles superficiels grands droits de l'abdomen. Assurez-vous que les muscles profonds (rentrée du nombril) et intermédiaires (menton rentré et allongement de la nuque) sont bien contractés pour éviter que le ventre ne sorte pendant le redressement assis.

Lorsque vous maîtrisez bien cet exercice, faites-le en croisant les mains derrière la nuque plutôt qu'en les amenant aux genoux lors du redressement assis.

10.2 Mouvement des jambes sur le tronc

a) En position couchée sur le dos, genoux fléchis : faites l'exercice 2.1 (respiration abdominale). En expirant lentement par la bouche, rentrez le nombril puis soulevez un pied du sol pour amener le genou jusqu'à votre poitrine. Inspirez.

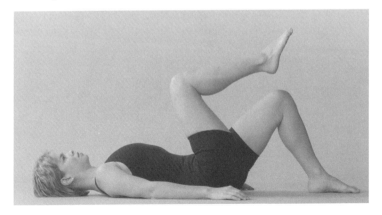

Ramenez la jambe fléchie à la position de départ en expirant et en rentrant votre ventre. Répétez le même exercice avec l'autre jambe. Faites trois séries de dix mouvements en prenant dix secondes de repos entre chaque mouvement et une minute de repos entre chaque série. Faites l'exercice **1 fois par jour, 5 jours par semaine**.

Attention ! Si vous resserrez bien les muscles de votre ventre, vous ne devriez pas sentir votre dos se creuser (s'arquer) lorsque la jambe est ramenée à la position de départ.

b) Augmentez la difficulté en faisant l'exercice suivant. En position couchée sur le dos, genoux fléchis : faites l'exercice 2.1 (respiration abdominale). En expirant lentement par la bouche, rentrez le nombril puis soulevez un pied du sol de façon à amener le genou jusqu'au-dessus de la hanche, cuisse à la verticale. Inspirez. De cette position, amenez la 2ᵉ jambe au même niveau en expirant lentement et en rentrant votre ventre. Ramenez les jambes fléchies une à la fois à la position de départ. Puis répétez le même exercice avec l'autre jambe. Faites trois séries de dix mouvements en laissant dix secondes de repos entre chaque mouvement et une minute de repos entre chaque série. Faites l'exercice **1 fois par jour, 5 jours par semaine**.

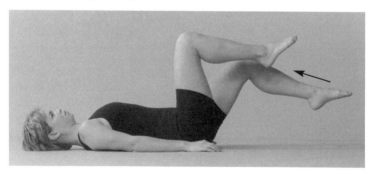

c) Lorsque vous maîtrisez l'exercice précédent, c'est-à-dire lorsque vous pouvez le faire dix fois sans arquer le dos, passez à l'étape suivante. Dans la position couchée sur le dos, genoux fléchis : faites l'exercice 2.1 (respiration abdominale). En expirant lentement par la bouche, rentrez le nombril puis soulevez un pied du sol, en amenant la cuisse à la verticale. Inspirez. En conservant cette position, amenez la 2e cuisse à la verticale en expirant lentement et en rentrant votre ventre. Puis allongez les deux jambes à tour de rôle dans un mouvement de pédalage, sans toucher le sol. Enfin, ramenez les jambes fléchies une à une à la position de départ. Faites trois séries de dix mouvements en prenant dix secondes de repos entre chaque mouvement et une minute de repos entre chaque série. N'oubliez pas de garder le ventre rentré et le dos à plat. Faites l'exercice **1 fois par jour, 5 jours par semaine**.

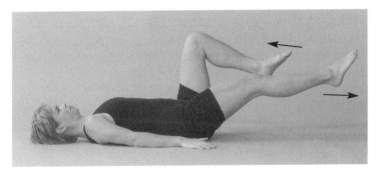

11. EXERCICES DE RENFORCEMMENT DES MUSCLES PECTORAUX

Les seins sont constitués de glandes, de conduits et de tissus adipeux. Ils sont soutenus par les muscles de la poitrine, des épaules et du haut du dos. Ils subissent d'importantes modifications physiologiques pendant la grossesse puisqu'ils se préparent à la sécrétion de lait. En 9 mois, leur poids augmentera de 0,5 à 1,7 kg. Afin d'éviter que les muscles qui soutiennent les seins s'affaiblissent, ce qui est en partie responsable de l'affaissement des seins, il est fortement suggéré de porter un soutien-gorge de taille appropriée ainsi que de tonifier la musculature dès que la montée laiteuse est passée. Chaque jour, vous devez effectuer un des exercices suivants : pression ou ciseaux. Poursuivez pendant un mois ou plus, selon vos besoins.

11.1 Pression

En position assise, les coudes fléchis à la hauteur des épaules : faites l'exercice 2.1 (respiration abdominale). Expirez lentement par la bouche et poussez les paumes des mains l'une contre l'autre jusqu'à l'apparition d'une contraction dans les muscles pectoraux, au-dessus des seins. Maintenez la position pendant cinq secondes. Inspirez. Faites dix mouvements en prenant dix secondes de repos entre chaque mouvement. Faites l'exercice **1 fois par jour, 5 jours par semaine.**

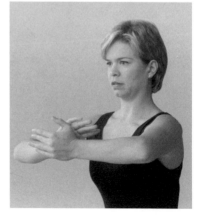

11.2 Ciseaux

Dans la même position, bras tendus à la hauteur des épaules : expirez lentement par la bouche en faisant six mouvements de ciseaux devant la poitrine. Inspirez. Faites dix combinaisons de six mouvements en prenant dix secondes de repos entre chaque combinaison. Faites l'exercice **1 fois par jour, 5 jours par semaine**.

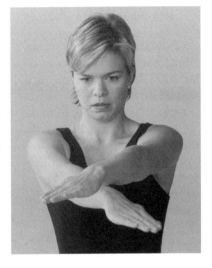

Conseil : Appliquez-vous à adopter une bonne posture, dos droit et épaules dégagées : la position des seins en sera améliorée.

12. EXERCICES DE RENFORCEMENT ET D'ASSOUPLISSEMENT DES MUSCLES DU DOS

Pendant votre grossesse, l'augmentation de poids et de volume de votre corps provoque un déséquilibre de la posture et une accentuation de la lordose (creux du bas du dos). Pour retrouver une posture correcte après l'accouchement, les muscles stabilisateurs de la colonne ainsi que les muscles abdominaux profonds doivent travailler ensemble.

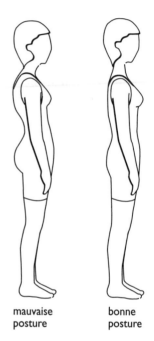

mauvaise posture   bonne posture

12.1 Exercice de renforcement des muscles du dos : correction du creux du bas du dos

En position à quatre pattes, faites l'exercice 8.1 (rentrée du nombril) en prêtant une attention particulière au mouvement de rentrée du nombril de façon à ressentir la contraction des muscles du ventre jusqu'au dos comme s'il s'agissait d'une ceinture. Vous devriez sentir la contraction des muscles de chaque côté de la colonne ; c'est le multifide qui se contracte. Ne courbez ni ne creusez le dos lors de l'exercice, maintenez le plus possible le dos droit. Faites trois séries de dix mouvements (rentrée du nombril) en prenant dix secondes de repos entre chaque mouvement et une minute de repos entre chaque série. Faites l'exercice **1 fois par jour, 5 jours par semaine**.

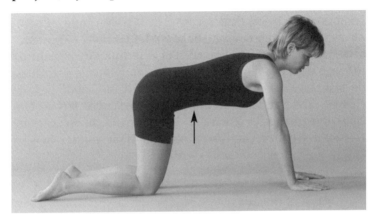

L'exercice 8.2 (bascule du bassin et étirement du tronc) favorise également la correction du creux du bas du dos.

Après l'accouchement, vous devrez porter le bébé, l'installer dans le siège d'auto, soulever la poussette, etc. Ces nouveaux mouvements répétés alors que les muscles du dos sont affaiblis peuvent entraîner des tensions musculaires et des douleurs dans la région de la nuque, entre les omoplates et dans le bas du dos. Afin de soulager ces douleurs pendant la période postnatale, nous vous suggérons quelques conseils et exercices qui peuvent commencer le lendemain de l'accouchement et se poursuivre le temps qui vous convient.

La chaleur

L'application de chaleur, sous forme de bouillotte, de sac de céréales chauffé ou de bain chaud, aide à réduire les tensions

muscularies au niveau du dos. L'application d'une chaleur confortable (sans sensation de brûlure) pendant une période de 20
à 30 minutes est recommandée.

Les massages

Les massages du dos, de la nuque et de la région entre les omoplates sont très relaxants et soulagent les tensions musculaires
accumulées. La connaissance d'une technique spéciale de
massage n'est pas requise. Utilisez les mouvements circulaires,
de pianotage ou de pétrissage précédés d'une application de
chaleur. Déterminez la technique qui soulage le plus les tensions musculaires et répétez-la. Lorsque votre masseur attitré
(conjoint, parent ou ami) n'est pas disponible, massez-vous en
faisant rouler une balle sous votre dos.

12.2 Bascule du bassin avec étirement des muscles du bas du dos

En position couchée sur le dos, genoux fléchis : soulevez légèrement les fesses. Prenez vos hanches dans vos mains et basculez
votre bassin de façon à amener le coccyx vers le haut. Puis
déposez le haut des fesses sur le sol le plus loin possible des
épaules. Le creux du dos devrait s'aplatir et vous devriez sentir
un étirement dans la région du bas du dos. Maintenez l'étirement pendant 30 secondes en faisant la respiration abdominale

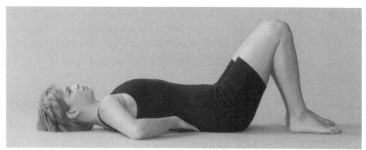

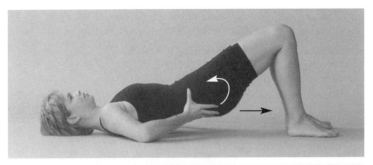

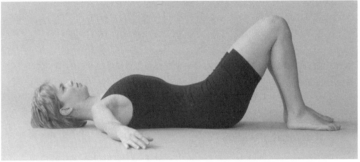

(exercice 2.1). Relâchez les muscles étirés, sans chercher à retrouver la courbure initiale du dos, puis recommencez **3 à 5 fois**. Faites l'exercice **1 à 2 fois par jour** selon vos besoins.

12.3 Bascule du bassin et flexion des hanches (étirement des muscles du bas du dos et des fesses)

En position couchée sur le dos, genoux fléchis : reprenez l'exercice précédent. Lorsque le creux du dos est à plat, amenez un genou jusqu'à votre abdomen à l'aide de vos mains. Vous devriez alors sentir un étirement dans la région du bas du dos et des fesses. Maintenez l'étirement pendant 30 secondes en faisant la respiration abdominale (exercice 2.1). Revenez à la position de départ et répétez avec l'autre jambe. Recommencez **3 à 5 fois**,

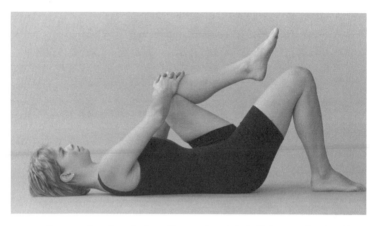

avec chaque jambe. Faites l'exercice **1 à 2 fois par jour** selon vos besoins.

12.4 Dos rond (étirement des muscles du bas et du haut du dos)

En position à quatre pattes de façon que les fesses soient au-dessus des talons et que les mains soient le plus loin possible en avant. Faites la respiration abdominale pendant tout l'exercice, en expirant et en rentrant le ventre à chaque mouvement. Commencez par faire basculer le bassin, en imaginant ramener le coccyx entre vos jambes. Arrondissez ensuite le bas du dos, puis le milieu du dos. Enfin, arrondissez les épaules, appuyez-vous sur le bout des doigts et finalement laissez tomber la tête de façon à arrondir le haut du dos. Maintenez l'étirement pendant 30 secondes en faisant la respiration abdominale. Relâchez les muscles étirés, sans chercher à retrouver la courbure initiale du dos, puis recommencez **3 à 5 fois.** Faites l'exercice **1 à 2 fois par jour** selon vos besoins.

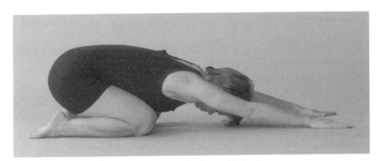

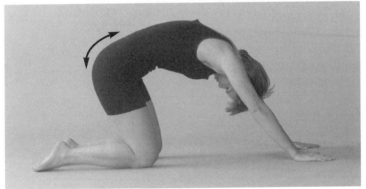

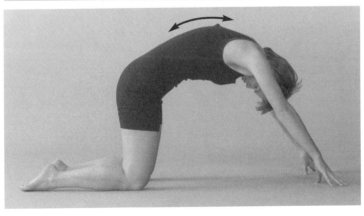

12.5 Mains derrière le dos (étirement du haut du dos)

En position assise, croisez les bras horizontalement devant vous et posez les mains sur vos épaules. Basculez votre bassin et allongez votre nuque de façon à regarder votre nombril. Dans cette position, étirez la région entre les omoplates. Maintenez l'étirement pendant 30 secondes en faisant la respiration abdominale (exercice 2.1). Relâchez les muscles étirés, puis recommencez **3 à 5 fois**. Faites l'exercice **1 à 2 fois par jour** selon vos besoins.

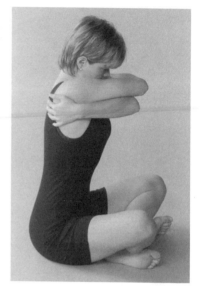

13. CONSEILS POSTURAUX

Pendant la grossesse, votre posture s'est modifiée de manière à s'adapter au changement de volume de votre abdomen. Le bébé a grossi, la musculature du ventre s'est relâchée et votre dos s'est cambré. Ce déséquilibre postural doit être corrigé pendant la période postnatale, afin d'éviter les douleurs au dos.

Pour reprendre une bonne posture, vous devez être attentive à votre façon de vous tenir en tout temps. Pendant les activités de la journée, que vous soyez debout, assise ou couchée, en marchant, en allaitant ou en donnant le biberon, arrêtez-vous quelques instants pour contracter les muscles gaines du ventre (transverse de l'abdomen) et les stabilisateurs de la colonne (les multifides) tout en faisant la respiration abdominale. Voici une série de bonnes positions à adopter pendant la journée.

13.1 Positions de repos

a) En position couchée sur le dos : placez un petit oreiller sous votre tête et un ou deux autres sous vos genoux de façon que les hanches et les genoux soient légèrement fléchis. Cela réduira les tensions du bas du dos en diminuant le creux.

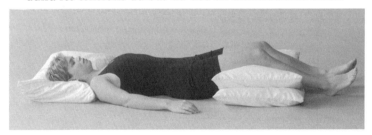

b) En position couchée sur le côté : fléchissez légèrement les hanches et les genoux et placez un oreiller entre vos jambes pour stabiliser le bassin et réduire les tensions lombaires.

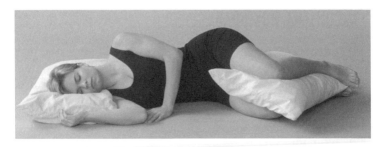

Placez un nombre suffisant d'oreillers sous la tête pour que celle-ci soit bien alignée avec le tronc.

13.2 Position assise

Appuyez toujours votre dos au dossier de la chaise (si nécessaire, ajoutez un coussin) et dégagez légèrement vos fesses vers l'avant. Vos genoux doivent être plus élevés ou à la même hauteur que vos hanches et vos pieds doivent toucher le sol. Vos bras doivent préférablement reposer sur des appuis-bras.

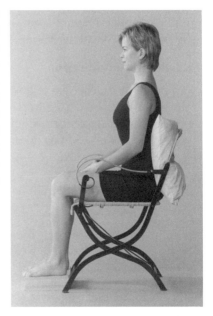

13.3 Position debout

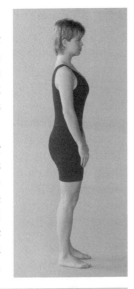

a) Lorsque vous devez rester debout pour de longues périodes, en attendant en file ou en repassant par exemple, faites une bascule du bassin avec étirement du tronc (voir exercice 8.2 b) ou placez un pied sur un petit banc.

b) Si vous devez vous pencher pour prendre le bébé dans vos bras, pliez les genoux et tirez les fesses vers l'arrière en gardant le dos droit, serrez le plancher pelvien, rentrez le nombril et, en expirant lentement, prenez le bébé près de vous. Procédez de la même façon pour soulever un objet.

c) Lorsque vous utilisez la poussette, ne vous penchez pas vers l'avant, mais prenez plutôt une position bien droite, nombril rentré, en basculant le bassin avec étirement du tronc (exercice 8.2 b).

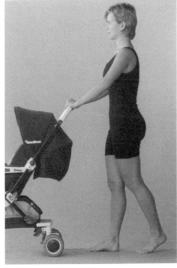

13.4 Allaitement maternel ou biberon

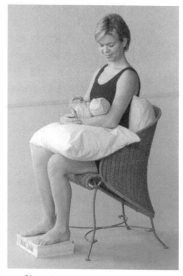

Lorsque vous donnez le sein ou le biberon au bébé, adoptez une bonne position assise (exercice 13.2), où le dos est bien appuyé, les épaules relâchées et les bras supportés. Les pieds sont en appui, à plat, les hanches et les genoux pliés à angle droit ou un peu plus, les jambes parallèles l'une par rapport à l'autre et la tête légèrement penchée.

En position couchée (exercice 13.1), les jambes sont fléchies sur l'abdomen, un oreiller est glissé entre les jambes, le bas du dos est arrondi, la tête est bien alignée par rapport au tronc et est supportée par un nombre suffisant d'oreillers.

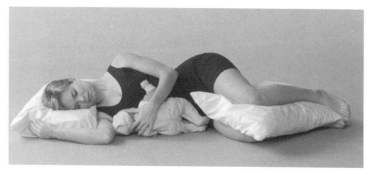

13.5 Porte-bébé

Si vous utilisez le porte-bébé, ajustez-le de manière que la tête du bébé soit près de votre menton. Prenez une posture bien droite, sans arrondir le haut du dos ou augmenter le creux du bas du dos (exercice 8.2b). Choisissez un porte-bébé permettant de remonter les genoux du bébé plus haut que les hanches pour éviter que les jambes soient pendantes et qu'il y ait une pression sur l'intérieur des cuisses du bébé. Le porte-bébé devrait pouvoir s'utiliser à l'avant comme dans le dos. Enfin, il serait peut-être préférable de ne l'utiliser que pour de courtes périodes.

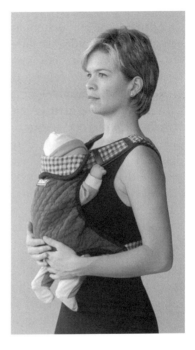

14. ACTIVITÉS SPORTIVES

Après votre accouchement par césarienne, le retour aux activités sportives doit se faire de façon progressive. Dès votre retour à la maison, commencez le programme d'exercices postnatals. **Le renforcement des muscles du plancher pelvien et des abdominaux est nécessaire à la pratique de toute activité sportive, afin d'éviter les blessures.** Deux à trois semaines après votre retour à la maison, commencez d'abord par faire de la marche. Parcourez de courtes distances au début, en étant attentive à adopter une bonne posture. La marche devient alors un exercice complet puisque les muscles de l'abdomen, du dos et des jambes sont sollicités. Parcourez ensuite des distances de plus en plus longues et augmentez graduellement votre cadence selon votre rythme et sans vous causer de fatigue excessive ou de douleurs vives.

Les classes d'exercices postnatals, qui commencent un mois après l'accouchement, sont fortement recommandées à celles qui ont besoin d'encouragement pour suivre un programme d'exercices postnatals de façon régulière.

Pour les solitaires, nous suggérons vivement la pratique de la natation, un mois après l'accouchement. Il s'agit d'une activité complète qui vous aidera à retrouver votre taille. Pratiquez les nages sur le ventre (le crawl ou la brasse) et sur le côté (à la marinière) plutôt que les nages sur le dos et le papillon qui accentuent la courbure du dos et qui peuvent vous causer des douleurs lombaires.

La danse aérobique, la course à pied et tous les sports de sauts sont des activités qui demandent plus de force du plancher pelvien, d'endurance et de coordination. Nous suggérons d'attendre quatre à cinq mois après l'accouchement avant de reprendre ces activités et de faire préalablement le programme d'exercices postnatals complet. Notez que les opinions varient à ce sujet selon les professionnels. Certains peuvent suggérer la reprise des activités plus rapidement. Ce qui compte, c'est que la reprise des activités sportives doit être progressive et que vous devez tenir compte de vos capacités physiques dans cette progression.

15. CONCLUSION
UN MOMENT QUI VOUS APPARTIENT

Vous aurez sans doute beaucoup de choses à faire et à régler dans les prochains mois. Ce programme d'exercices vous permet de réserver chaque jour un moment pour penser à vous. L'activité physique vous aidera à vous sentir mieux dans votre peau et à être plus énergique dans vos activités quotidiennes. Le temps que vous consacrerez à ces exercices vous appartient et n'est pas du temps perdu. Au contraire, il contribue à vous redonner l'énergie nécessaire à l'accomplissement des tâches reliées à votre nouveau rôle de mère en plus de vous permettre de retrouver votre taille et votre forme physique.

N'hésitez pas à communiquer avec une physiothérapeute si vous avez des questions sur votre condition ou sur ce programme d'exercices.

Bonne chance !

TABLEAU DES EXERCICES À FAIRE APRÈS UN ACCOUCHEMENT PAR CÉSARIENNE

	Contrôle de la douleur	Exercice respiratoire	Exercices circulatoires	Stim. mouvement intestinal	Prév. de la constipation	Massage de la cicatrice	Renf. du plancher pelvien	Renf. des abdominaux	Diastase	Prog. de renf. des abdominaux	Renf. des pectoraux	Renf. et assoup. du dos
jour de l'acc.	1	2.1, 2.2, 2.3										
1er jour après	1	2.1, 2.2, 2.3	3.1, 3.2, 3.3	4.1, 4.2, 4.3, 4.4	5.1			8.1				12.2 à 12.5
1re sem. après				4.1, 4.2, 4.3, 4.4				8.1, 8.2			11.1, 11.2	12.2 à 12.5
2e sem. après				4.1, 4.2, 4.3, 4.4			7.1 à 7.4	8.1, 8.2			11.1, 11.2	12.1 à 12.5
3e sem. après				4.1, 4.2, 4.3, 4.4	5.1, 5.2		7.1 à 7.4	8.1, 8.2			11.1, 11.2	12.1 à 12.5
4e sem. après				4.1, 4.2, 4.3, 4.4	5.1, 5.2		7.1 à 7.4	8.1 à 8.3	9.1		11.1, 11.2	12.1 à 12.5
6e sem. après				4.1, 4.2, 4.3, 4.4	5.1, 5.2	6	7.1 à 7.4	8.3		10.1, 10.2	11.1, 11.2	12.1 à 12.5
8e sem. après				4.1, 4.2, 4.3, 4.4	5.1, 5.2		7.1 à 7.4	8.3		10.1, 10.2	11.1, 11.2	12.1 à 12.5
12e sem. après				4.1, 4.2, 4.3, 4.4	5.1, 5.2		7.1 à 7.4			10.1, 10.2	11.1, 11.2	12.1 à 12.5

BIBLIOGRAPHIE

▼

BERESFORD, P. *Conditionnement physique et grossesse.* Ottawa : Gouvernement du Canada, Condition physique et sport amateur, 1984.

COTELLE-BERNÈDE O. *Guide pratique de rééducation uro-gynécologique.* Paris : Ellipses, 1990.

DE GASQUET B. *Bien-être et maternité.* Paris : Implexe Édition, 1996.

LEE D. Exercises for instable pelvis in *Movement, Stability, and Low Back Pain : The Essential Role of the Pelvis.* New York : Churchill Levingstone, 1997.

POLDEN M, MANTLE J. *Physiotherapy in Obstetrics and Gynaecology.* Oxford : Butterworth-Heinemann, 1990.

SAHRMAN S. *Diagnosis and Treatment of Movement Impairment Syndromes : Lecture Outline.* Washington : School of Medicine, Washington University, 1998.

L'Hôpital Sainte-Justine, l'un des plus importants hôpitaux pédiatriques d'Amérique du Nord, est le centre hospitalier universitaire (CHU) mère-enfant du réseau québécois de la santé.

L'allaitement maternel

Comité pour la promotion de l'allaitement maternel de l'Hôpital Sainte-Justine
ISBN 2-921858-69-X
1999
104 pages

Le lait maternel est le meilleur aliment pour le bébé. Il permet, de plus, d'établir une relation privilégiée avec lui. Ce livre a pour objectif de répondre à toutes les questions que se posent les mères. Il fournit de très nombreuses indications pratiques et peut aussi être utile à tout professionnel de la santé qui veut se renseigner davantage ou qui désire informer sa clientèle.

Apprivoiser l'hyperactivité et le déficit de l'attention

Colette Sauvé
ISBN 2-921858-86-X
2000
96 pages

Comment gérer le comportement parfois étourdissant de votre enfant pour lequel un diagnostic d'hyperactivité ou de déficit de l'attention a été posé ? L'auteur présente pour chaque groupe d'âge (3-5 ans, 6-12 ans, adolescence) trois parcours : 1) s'informer, comprendre, accepter ce désordre neurologique; 2) prendre conscience de ses capacités d'éducateur ; 3) mettre en pratique de nouvelles stratégies.

Au-delà de la déficience physique ou intellectuelle
Un enfant à découvrir

Francine Ferland
ISBN 2-922770-09-5
2001
232 pages

L'enfant avec une déficience physique, intellectuelle ou sensorielle est avant tout un enfant et ses parents sont d'abord des parents. Comment ne pas laisser la déficience prendre toute la place dans la vie familiale ? Comment favoriser le développement de cet enfant et découvrir le plaisir avec lui? Peut-il rester du temps pour penser à soi? Cet ouvrage fait des suggestions simples et concrètes.

Au fil des jours...
après l'accouchement

L'équipe de périnatalité de
l'Hôpital Sainte-Justine
ISBN 2-922770-18-4
2001
96 pages

La naissance d'un enfant est un événement heureux qui nécessite toutefois une période d'adaptation. Ce livre, qui s'adresse à la nouvelle accouchée de même qu'à tous les membres de la famille, a pour but de faciliter cette adaptation. Il répond aux questions qui surgissent inévitablement au cours des premiers mois suivant l'accouchement.

Au retour de l'école
La place des parents dans l'apprentissage scolaire

Marie-Claude Béliveau
ISBN 2-921858-94-0
2000
176 pages

En plus de proposer aux parents une vision originale de leur rôle d'accompagnateurs, cet ouvrage leur fournit toute une panoplie de moyens pour aider l'enfant à développer des stratégies d'apprentissage efficaces, le soutenir concrètement dans ses devoirs et ses leçons, l'encourager à intégrer dans le quotidien les connaissances et habiletés acquises à l'école et entretenir sa motivation.

En forme après bébé
Exercices et conseils

Chantale Dumoulin
ISBN 2-921858-79-7
2000
128 pages

Après la naissance de votre enfant, vous avez hâte de retrouver votre forme. Donnez-vous le temps nécessaire pour recouvrer vos forces. Ce guide vous indique des exercices à faire pour renforcer vos muscles abdominaux et ceux du plancher pelvien de même que pour retrouver une bonne posture. Il fournit également des conseils pratiques sur la meilleure façon de reprendre vos activités quotidiennes.

En forme en attendant bébé
Exercices et conseils
Chantale Dumoulin
ISBN 2-921858-97-5
2001
112 pages

Voici un guide pratique qui contient des informations et des exercices qui vous permettront non seulement de garder votre forme pendant la grossesse, mais également de vous préparer à l'accouchement, à la période postnatale et au retour à la forme physique pré-grossesse. En faisant de l'exercice, vous aurez plus d'énergie et de force et, de cette façon, vous ressentirez moins la fatigue.

L'enfant malade
Répercussions et espoirs
Johanne Boivin,
Sylvain Palardy et
Geneviève Tellier
ISBN 2-921858-96-7
2000
96 pages

Ce livre s'adresse aux adultes qui vivent la maladie d'un enfant, avec tous les défis et toutes les inquiétudes suscités par cet agresseur imprévisible. Il invite à mieux comprendre l'enfant atteint et la famille qui n'a parfois plus de recours et qui ressent intensément son impuissance. Un livre qui porte aussi l'espoir.

L'estime de soi, un passeport pour la vie
Germain Duclos
ISBN 2-921858-81-9
2000
128 pages

L'estime de soi, le plus précieux héritage que des parents peuvent léguer à un enfant, doit être nourrie dès le plus jeune âge. Dans un langage simple, l'auteur propose des attitudes éducatives positives dont la mise en œuvre permet à l'enfant d'acquérir une meilleure connaissance de sa valeur personnelle. L'estime de soi : un cadeau merveilleux qui constitue un véritable passeport pour la vie !

Être parent, une affaire de cœur I

Danielle Laporte
ISBN 2-921858-74-6
1999
144 pages

Un livre sur les relations entre parents et enfants qui allie de solides connaissances scientifiques à des qualités de cœur. Danielle Laporte aborde avec simplicité et précision des sujets difficiles, voire brûlants (discipline, maladie, conflits conjugaux, séparation, stress, bonheur, etc.). Elle nous laisse aussi en héritage le goût de vivre pleinement le plaisir d'être parent.

Être parent, une affaire de cœur II

Danielle Laporte
ISBN 2-922770-05-2
2000
136 pages

Ce nouvel ouvrage de Danielle Laporte dresse une série de portraits saisissants: l'enfant timide, agressif, solitaire, fugueur, déprimé, etc. L'auteur nous livre aussi des réflexions pleines de sensibilité sur la confiance en soi, l'ami imaginaire, l'intimité et la générosité. Chaque parent est invité à découvrir son enfant et à l'accompagner dans le long périple qui mène à l'autonomie.

Famille, qu'apportes-tu à l'enfant?

Michel Lemay
ISBN 2-922770-11-7
2001
216 pages

La constitution d'une famille est une prodigieuse aventure; ce livre en fait le récit. Il aborde de plus les fonctions de chaque protagoniste, mère, père, fratrie, grands-parents, collatéraux, sans oublier l'enfant lui-même. Enfin, il étudie les différentes situations familiales qui existent à l'heure actuelle. L'auteur s'adresse au lecteur en tant que parent, mais aussi en tant que psychiatre d'enfants.

Guide Info-Parents I
L'enfant en difficulté
Michèle Gagnon, Louise Jolin
et Louis-Luc Lecompte
ISBN 2-921858-70-3
1999
168 pages

Maladie, deuil, peurs inexpliquées, sommeil perturbé, violence à l'école... Pour aider les parents et leurs enfants à apprivoiser ensemble ces difficultés et bien d'autres, voici, présenté sous 60 thèmes, un vaste choix de livres, d'associations et de liens vers des sites Internet. Un outil également indispensable pour les éducateurs, les intervenants du secteur de la santé et les professionnels de la documentation.

Guide Info-Parents II
Vivre en famille
Michèle Gagnon, Louise Jolin
et Louis-Luc Lecompte
ISBN 2-922770-02-8
2000
184 pages

Construit comme le *Guide Info-Parents I*, cet ouvrage propose des livres, des associations et des sites Internet concernant la vie de famille : traditionnelle, monoparentale, ou recomposée, séparation ou divorce, enfant doué, enfant adopté, relation avec un adolescent, discipline, conflits frères-sœurs, éducation sexuelle...

Guide Info-Parents III
Maternité et développement du bébé
Michèle Gagnon, Louise Jolin
et Louis-Luc Lecompte
ISBN 2-922770-22-2
2001
148 pages

Ce troisième *Guide Info-Parents* est divisé en quatre parties : Devenir parents, La grossesse et l'accouchement, Les complications de la grossesse, Bébé est arrivé. Il contient un vaste choix de livres, de groupes d'entraide et des sites Internet reliés à la maternité et au développement du bébé. Destiné d'abord aux nouveaux parents et à toute personne travaillant auprès d'eux, le guide s'adresse également aux libraires, aux bibliothécaires et aux recherchistes.

Guider mon enfant dans sa vie scolaire

Germain Duclos
ISBN 2-922770-21-4
2001
248 pages

Cet ouvrage aborde les questions qui reflètent les inquiétudes de la plupart des parents par rapport à la vie scolaire de leur enfant : motivation, autonomie, devoirs et leçons, créativité, sentiment d'appartenance, relations parents-intervenants scolaires, difficultés d'adaptation ou d'apprentissage, stress de performance, etc.

Les parents se séparent
Pour mieux vivre la crise et aider son enfant

Richard Cloutier, Lorraine Filion et Harry Timmermans
ISBN 2-922770-12-5
2001
164 pages

Ce livre s'adresse aux parents qui vivent la crise de la séparation. Le défi est de bien vivre ce bouleversement, de soutenir l'enfant et de trouver une nouvelle forme à la famille, qui soit différente de l'ancienne et qui puisse permettre de continuer d'être parent à part entière. Pour aider les parents en voie de rupture ou déjà séparés à garder le cap sur l'espoir et la recherche de solutions.

La scoliose
Se préparer à la chirurgie

Julie Joncas et collaborateurs
ISBN 2-921858-85-1
2000
100 pages

Cet ouvrage s'adresse aux adolescents et adolescentes qui doivent subir une chirurgie correctrice pour une scoliose de même qu'à leurs familles. L'auteur (et ses collaborateurs québécois et français) explique en détail, dans un style simple et vivant, en quoi consistent la scoliose et la chirurgie correctrice; il donne également tous les renseignements concernant la préhospitalisation et les périodes per et postopératoire.

Les troubles anxieux expliqués aux parents

Chantal Baron
ISBN 2-922770-25-7
2001
88 pages

Un grand nombre d'enfants et d'adolescents souffrent de troubles anxieux (anxiété de séparation, anxiété généralisée, trouble panique, agoraphobie, trouble obsessif-compulsif, trouble de stress aigu ou post-traumatique, etc.). Que sont ces maladies qui altèrent de façon marquée le fonctionnement de ces jeunes ? Quelles en sont les causes et que faire pour aider ceux qui en souffrent ?

Les troubles d'apprentissage : comprendre et intervenir

Denise Destrempes-Marquez et Louise Lafleur
ISBN 2-921858-66-5
1999
128 pages

Les troubles d'apprentissage ne sont pas dus à un déficit de l'intelligence, mais plutôt à des difficultés dans l'acquisition et le traitement de l'information. Peut-on imaginer la frustration de l'enfant et l'inquiétude des parents qui ne savent pas comment intervenir ? Ce guide fournira aux parents des moyens concrets et réalistes pour mieux jouer leur rôle.

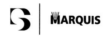

MEMBRE DU GROUPE SCABRINI

Québec, Canada
2007